# BAUCHTANZ
## Für Körper, Geist und Seele

W0236667

Ilona Palucki

# BAUCHTANZ

## Für Körper, Geist und Seele

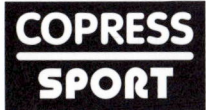

Lektorat: Julia Niehaus

Produktion und Layout:
VerlagsService Dr. Helmut Neu-
berger & Karl Schaumann GmbH

Umschlaggestaltung: Uwe Richter
Titelfoto und alle Abbildungen im
Innenteil: Patrick Palucki

Zeichnung (nach Vorlage
der Autorin): Markus Voll

**Die Autorin**

**Ilona Palucki,** Jahrgang 1946, begann vor elf Jahren im Zentrum für Orientalischen Tanz in München mit ihrer Ausbildung und ist dort seit sieben Jahren als Tanzlehrerin und Kursleiterin für Bauchtanzen tätig. Bei Dr. Peter Erlenwein, einem anerkannten Tanztherapeuten, genoß sie eine dreijährige Fortbildung in Tanztherapie und eine zweijährige berufsbegleitende Fortbildung in Energiearbeit und Ausdruckstanz. Sie hat in den letzten Jahren die positiven Auswirkungen des Bauchtanzens auf Körper und Geist in den Mittelpunkt ihrer Arbeit gestellt.
Ilona Palucki lebt heute in Noves, Südfrankreich, und widmet sich dort weiterhin dem Orientalischen Tanz und der kreativen Tanzarbeit, vor allem aber auch ihrer Arbeit als Bildhauerin.

Die Deutsche Bibliothek –
CIP-Einheitsaufnahme
**Palucki, Ilona:**
Bauchtanz für Körper, Geist und Seele:
mit praktischem Trainingsbegleiter/
Ilona Palucki.
– München: Copress-Verl., 1997
(Praxis-Ratgeber sportinform)
ISBN 3-7679-0605-8 kart.

Gesamtherstellung: Bruckmann, München
Printed in Germany
ISBN 3-7679-0605-8

# Inhalt

Das Aufwärmen und vorbereitende
gymnastische Übungen. . . . . . . . . . . . . . . . . . . . . . . . . . . . . .  32

# Trainingsbegleiter

# *Vorwort*

Mein Leben lang habe ich meine Stimmung, ob Freude oder Trauer, im Tanz ausgedrückt. Als ich vor elf Jahren zufällig mit dem Orientalischen Tanz in Berührung kam, hörte ich die arabische Musik und war betört von diesen fremdartigen exotischen Klängen. Sie hatten etwas Magisches, Berauschendes und zogen mich in ihren Bann. Diese sinnlichen, urweiblich weichen und akzentuierten Bewegungen waren genau die meinen. Mir war, als wenn ich mit diesen Bewegungen irgendwann schon einmal Kontakt, sie aber wieder vergessen hatte. Ein Urerlebnis!

Von diesem Moment an galten meine ganzen Bemühungen dem Ziel, diesen Tanz zu erlernen, ihn total in mich aufzunehmen. Fast unmerklich veränderte er nach und nach meine Einstellung zum Leben. Frauen lernte ich anders zu betrachten, als ich es früher tat. Ich lernte sie besser zu verstehen. Die Freude an allem, was ich tat, wuchs. Die Freude, diesen wunderbaren Tanz mit all seinen Facetten und Möglichkeiten nach Jahren des Lernens weitergeben zu können und andere Frauen mit meiner Energie und Lebensfreude anstecken und mitreißen zu können ist es, die mich ständig neu motiviert.

Während meiner Unterrichtstätigkeit erkannte ich darüber hinaus die vielen gesundheitlichen Aspekte physischer und psychischer Art, was mir den Anstoß zu einer Weiterbildung in Ausdruckstanz und Tanztherapie gab, um meinen Unterricht ganzheitlicher gestalten zu können. Denn der Orientalische Tanz, der so immens viel Sinnlichkeit und Lebensfreude entwickeln kann, bietet auch Anwendungsmöglichkeiten in diversen gesundheitlichen Bereichen.

In den westlichen Ländern – und so auch in Deutschland – hat sich in den letzten Jahren eine Entwicklung im Orientalischen Tanz – umgangssprachlich Bauchtanz genannt – ergeben, die weit über den folkloristischen und ästhetischen Wert der Tänze hinausgeht und dem Bedürfnis nach weiblicher Eigenständigkeit und Selbstverwirklichung entspricht sowie insbesondere für den gesundheitlichen Aspekt eine bedeutende Rolle spielt. Bauchtanz als Gesundheits- und Fitneßprogramm findet auch bei Ärzten und Psychotherapeuten immer mehr Beachtung, da in der heutigen streßgeprägten Gesellschaft die Wirbelsäulenprobleme ständig zunehmen und der Tanz helfen kann.

Durch ein gezieltes Hinarbeiten zu den einzelnen Figuren im Orientalischen Tanz bieten sich verschiedene Möglichkeiten, diesen Beschwerden entgegenzutreten, Wirbelsäulenschwächen wie Hohlkreuz und andere Fehlhaltungen sichtbar zu machen und letztendlich zu verbessern. Auch typischen Menstruationsbeschwerden kann man weitgehend entgegenwirken, da die Sensibilisierung des Beckens durch die vielfältigen Beckenfiguren speziell gefördert wird. In den meisten Fällen können die Übungen während der Schwangerschaft geburtsvorbereitend eingesetzt werden.

Der Atmung, der in unserer westlichen Welt bis heute wenig Beachtung geschenkt wird, kommt im Orientalischen Tanz eine besondere Bedeutung zu, da sie mit den Bewegungen in Einklang gebracht wird. Dadurch schärft der Orientalische Tanz das Bewußtsein für richtiges Atmen, auch im Alltag. Der Orientalische Tanz wirkt, weil er den ganzen Menschen erfaßt.

Bauchtanz also als physische und psychische Unterstützung für unsere Gesundheit? Auf jeden Fall! Durch das Isolieren der einzelnen Körperteile bei den Figuren wird man gezwungen, seinen Körper neu und anders wahrzunehmen. Wichtig ist dabei, sich ständig mit dem Tanz zu beschäftigen. Dies fällt um so leichter, da diese urweiblichen Bewegungen zu einer vergessenen Feminität zurückkehren lassen. Man lernt, seinen Körper zu akzeptieren und setzt neue Prioritäten. Man konzentriert sich auf wesentlichere Dinge.

Es gibt immer wieder neue sportliche Strömungen, und die meisten verebben wieder. Doch der Orientalische Tanz bringt seit Jahren viele Frauen zusammen, die diese Art der Bewegung, die sich durch ihre Weichheit grundsätzlich von anderen Bewegungsarten unterscheidet, zu schätzen gelernt haben.

Dieses Buch ist für Anfänger und Fortgeschrittene gleichermaßen bestimmt. Es bietet den Einstieg und den Weg zu tänzerischer Bewegung – zu ästhetischer Bewegung überhaupt – und zu einer natürlichen Einstellung zu unserem in gewisser Weise wenig respektierten und verstandenen eigenen Körper.

Die Grundbewegungen und Figuren sind ausführlich und einfühlsam beschrieben. Es wäre dennoch empfehlenswert, nach der Lektüre oder auch parallel dazu einen Kurs zu belegen. Denn einen Tanz wird man mittels eines Buches immer nur schwer vollkommen erlernen können.

Das Buch ist aber auch dafür gedacht, Schülerinnen, die schon einige Zeit dabei sind, also Anfängern mit Vorkenntnissen bis Fortgeschrittenen, Anregungen und Ideen zur Verbesserung zu bieten. Sie können sich mit den Bewegungsanleitungen nochmals intensiv auseinandersetzen und die eine oder andere Sache aufgreifen. Kleine Tricks und Tips vermitteln Einsichten, die auch einer geübten Tänzerin oft noch nicht bewußt sind.

Die Autorin setzt sich mit dem Orientalischen Tanz als seriöser und kreativer Ausdrucksform auseinander und plädiert somit für seine Berechtigung auch fernab von Bühne und Cabaret.

## Geschichtliche Aspekte

Der Orientalische Tanz hat eine jahrtausendealte Tradition. Ursprünglich war er wie alle Tänze Ritual für Geburt, Leben und Tod. Seine Aufgabe war es, die Fortpflanzung zu fördern, dem Tod zu huldigen und die Götter gnädig zu stimmen. Tanz ist immer fester Bestandteil religiös-heidnischer Verehrung gewesen. Man findet ihn als solches auch heute noch in den Teilen Afrikas, Asiens, Australiens, und Südamerikas, in denen die Zivilisation und die christliche Kirche noch nicht Fuß gefaßt haben.

Als sich die Zivilisation im Orient immer mehr ausbreitete, wurde der Einfluß der Weltreligionen wie Islam und Christentum stärker. Die Menschen bekamen mehr und mehr Dogmen zu spüren. Mit Erfolg versuchten diese patriarchalischen Religionen, den Menschen nach und nach seiner Körperlichkeit zu entwöhnen, insbesondere die Frauen erfuhren solche Einschränkungen.

Angesehene Frauen durften im Orient ohnehin nicht tanzen. Wenn überhaupt, war der Tanz nur im Haus und allein unter Frauen möglich. In dieser Situation entstand der Stand der Berufstänzerinnen. Sie kamen aus dem einfachen Volk oder waren Zigeunerinnen. Herausragende Tänzerinnen wurden für große Feste engagiert. Hier fungierten sie als Zeichen des Reichtums der Gastgeber und dienten der Erbauung der Gäste. Sie wurden verehrt und reich beschenkt, doch niemals geheiratet. Die Straßentänzerinnen allerdings kämpften gegen Demütigungen und Verachtung an.

In vielen alten Reisebeschreibungen von Schriftstellern wie Flaubert und Hermann Hesse liest man von der Faszination dieser Tänzerinnen. Sie schildern den Tanz in den schönsten Farben und Formen. Die Beschreibungen der erotisch-sinnlichen, feurigen und auch träumerischen Darstellungen der Tänze regten zu den vielfältigsten Assoziationen an. Berühmte Maler und Fotografen taten ein übriges, um den Mythos des Orients nach Europa zu tragen.

Westliche Tänzerinnen wie Mata Hari und Ruth St. Denis haben sich bereits Anfang dieses Jahrhunderts die Wirkung dieses Tanzes zu eigen gemacht, und doch war es noch ein langer Weg, bis er in Europa zu seiner vollen Blüte kam. Auch bei uns waren Religiosität und Körperlichkeit nicht vereinbar. Sinnliche Bewegungen des Körpers wurden durch Kirche und Gesellschaft verurteilt. Körperlichkeit galt als unanständig, ungesund und krankheitserregend.

Erst die sexuelle Emanzipation und die Flower-Power-Bewegung in Amerika Ende der 60er Jahre brach mit alten Konventionen. Politik, Kirche und Gesellschaft wurden in jeder Form angefeindet. Establishment war out. Tabus wurden gebrochen. Frauen versuchten sich von Abhängigkeiten zu lösen. In diese Zeit fiel die Entdeckung des Orientalischen Tanzes in den USA. Schließlich brach eine wahre Bauchtanzwelle aus. Bis sie allerdings über den großen Teich zu uns schwappte, dauerte es dann fast noch ein Jahrzehnt. Zwar gab es schon Pionierinnen, die den Tanz erkundeten, aber sie blieben unter sich, bis schließlich die Möglichkeiten und Fähigkeiten da waren, um an die Öffentlichkeit zu treten und den »neuen« Tanz zu präsentieren. Anfang bis Mitte der achtziger Jahre war die Verbreitung dieses Tanzes auch bei uns nicht mehr aufzuhalten.

Infolge des Siegeszuges über Amerika nach Europa hat sich der Tanz zwangsläufig verändert, und das macht ihn nicht weniger interessant. Jeder Tanz wandelt, ja erweitert und verfeinert sich ständig unter dem Einfluß der Menschen, die ihn pflegen. Auch wir Europäer haben unsere eigenen Ausdrucksformen und »Sichtweisen« mit eingebracht. Dadurch ist die ursprüngliche Bedeutung des Orientalischen Tanzes verloren gegangen. Die Faszination aber ist geblieben.

## Baladi und Raks al Sharki

Im Orient unterscheidet man neben der Folklore zwei Stilrichtungen im Tanz. Zum einen den sogenannten **Baladi**, der sehr erdig, also auf flachen Füßen, getanzt wird. Ihn erkennt man schon an der Musik, die gleichbleibend ist, also unveränderte Rhythmen hat. Dadurch übt sie eine beruhigende, teilweise hypnotische Wirkung auf den Zuhörer oder Zuschauer aus. Es ist ein Tanz aus dem Bauch heraus, der zutiefst hüftbetont und mit weichen wellenartigen und kreisenden Beckenbewegungen dargestellt wird.

Zum anderen den **Raks al Sharki**, übersetzt »Tanz des Ostens«, genannt »Orientalischer Tanz«. Hier handelt es sich um eine jüngere Variante, deren Grundlage die Figuren aus dem Baladi sind. Diese wurden aber mit neuen Bewegungen ergänzt und sind durch asiatische Einflüsse insgesamt oberkörperbetonter und wesentlich feiner in der Ausführung. Durch Streckung der Arme und durch das Miteinbeziehen von Kopf und Oberkörper ergibt sich ein graziöser Gesamteindruck. Außerdem wird der Raks al Sharki überwiegend auf dem Fußballen ausgeführt. So bietet sich ein größeres Repertoire an Ausdrucksmöglichkeiten. Wie bereits gesagt, veränderte sich der Orientalische Tanz im Laufe der Zeit durch Einbringen verschiedener Elemente aus anderen Tanzrichtungen. So wurden auch Elemente des Balletts mit dem Sharki verschmolzen, der künstlerische Anspruch stieg.

## Die Besonderheit des Tanzes: Isolierte Bewegungen

Die große Besonderheit an diesem Tanz ist, daß die einzelnen Körperteile isoliert voneinander bewegt werden, das heißt, daß zum Beispiel das Becken unabhängig vom Oberkörper bewegt wird, während dieser ruhig bleibt. Oder aber Hände, Arme, Brust sowie der Kopf werden bewegt und das Becken bleibt ruhig.

Dies ist nicht leicht zu erlernen, da es nicht unserem westlichen Tanz- und Bewegungsmuster entspricht. Es erfordert Geduld und viele Stunden des Übens. Aber genau dadurch ergibt sich das in der Ausführung so abgestimmte Bild der **ineinanderfließenden Bewegungen**, wenn die Figuren zusammengefügt und miteinander kombiniert werden. Darüber hinaus erfährt man viel über die Anatomie des Körpers. Muskeln, deren Existenz man nicht einmal erahnt hat, kommen zum Vorschein und erhalten Bedeutung.

Die **Arm- und Handbewegungen** sind ein wichtiges Ausdrucksmittel und verleihen dem Tanz Magie und Grazie. Es erfordert viel Training und Hingabe, eine gewisse Körperbeherrschung zu erlangen. Aber jeder Schritt, der erreicht wird, macht süchtig nach dem nächsten Ziel. Man lernt im Laufe der Zeit die Musik besser kennen und wird sicherer in der Beurteilung, welche Bewegungen zu welchen Rhythmen gehören. Nach einiger Zeit spürt man plötzlich und unerwartet, daß sich das Bewegungspotential verfeinert und erweitert hat, was auch alltägliche Bewegungen verändert. Diese qualitative Bereicherung ist auch für andere Menschen sichtbar.

## Neue Perspektiven für unsere Gesellschaft

Worin liegt das Geheimnis des Orientalischen Tanzes für uns? Dieser Tanz ermöglicht Frauen in einzigartiger Weise, ihre ureigene Weiblichkeit wiederzuentdecken. Denn gerade diese ist durch die jahrhundertelange Übersteigerung unserer Gehirnkultur durch Kirche und Gesellschaft als körperlicher Bewegungsausdruck zurückgedrängt worden.

Die berühmte ägyptische Tänzerin Suheir Saki sagte in einem Interview, welches die deutsche Pionierin Dietlinde Karkuttli 1983 führte: »Ich tanze, damit die Menschen sich freuen, damit sie glücklich sind, wie ich es bin, wenn ich tanze. Übrigens bin ich im Grunde nicht verwundert, daß amerikanische und europäische Frauen Bauchtanz lieben, denn sie suchen und sehnen sich nach etwas, was sie von innen heraus froh macht. [...] Unser Tanz lebt aus den Gefühlen und

Herzen der Menschen. [...]« Vielleicht liegt in der schlichten Formulierung der Schlüssel für die Begeisterung, die inzwischen so viele Frauen ergriffen hat.

Die **Sinnlichkeit des Tanzes** beginnt natürlich schon mit der Musik, die sowohl weich und erotisch sein kann, als auch temperamentvoll bis wild mit schnellen akzentuierten und auch aggressiven Rhythmen. Man könnte fast sagen, daß sie uns eine Intensität körperlichen Lebens vor Augen führt, wie sie möglich sein kann. Die in die Unruhe alltäglicher Betriebsamkeit gestellte moderne Europäerin findet in diesem Tanz das erste Mal eine **natürliche weibliche Ausdrucksform**.

Viele Frauen würden gerne tanzen, aber ihnen fehlt der Mut, ihren Körper zu präsentieren. Wir bewundern die Grazie des klassischen Balletts und übernehmen gleichzeitig das Körperideal, das für diesen Tanz verlangt wird. Hier wird ein Körper präsentiert, der geradezu schwebt und von der Realität und natürlicher Bewegung weit entfernt ist. Als Kunstform hat das selbstverständlich seine Berechtigung und seine Ästhetik, aber es ist kein gesundes Körperideal. Ebenso verhält es sich mit dem idealisierten Körperbild, das uns Tag für Tag auf Plakatwänden, Titelseiten und im Fernsehen begegnet. Nicht zu Unrecht nennen wir diese Körper ein »Modell«, dessen Perfektion heute in der Regel ohnehin durch fotografische – inzwischen auch computergestützte – Techniken entsteht. Darunter leidet unser **körperliches Selbstverständnis**. Speziell im Laufe des Älterwerdens resultieren daraus psychische Probleme.

Der Orientalische Tanz akzeptiert den menschlichen Körper so wie er ist, in seiner gesamten physischen Erscheinung. Auch dem Älterwerden wird seine Sinnlichkeit zugestanden. Wir werden ermutigt, das oft negative Bild, das wir von uns haben, fallenzulassen.

Sie lernen, Ihren Körper bewußt wahrzunehmen und ihn wieder anzunehmen. Sie werden Ihre **eigene innere Mitte** finden. Dieses Gefühl gibt Ihnen Balance für Ihr tägliches Dasein.

Der Tanz ist mehr als Gymnastik und Fitneßprogramm, weil Sie in kürzester Zeit Enthusiasmus entwickeln. Sie werden nicht unberührt bleiben, wenn Sie sich erst einmal darauf eingelassen haben. Auch Menschen mit wenig Ausdauer werden die grundsätzliche Freude an den Bewegungen entdecken und sich bereichert fühlen.

In jeder Stadt in der Bundesrepublik gibt es inzwischen Schulen für Orientalischen Tanz. Volkshochschulen haben schon seit Jahren ihr Programm mit dem Angebot von Kursen für diesen Tanz erweitert. Der Orientalische Tanz kann hier zu einem Gemeinschaftserlebnis und einem Austausch an Erfahrungen und Ideen werden. Dadurch jedoch, daß er vollkommen unabhängig von einem Partner zu tanzen ist, können Sie immer frei entscheiden, wann und wo Sie tanzen wollen und ob allein oder in Gesellschaft.
Einige Schülerinnen kommen gestreßt von Beruf und häuslichen Sorgen zum Unterricht. Es dauert nie lange, und sie haben abgeschaltet. Abgrenzungen zwischen jung und alt gibt es grundsätzlich nicht. Durch die Musik im Einklang mit den wunderbaren Bewegungen taucht man gemeinsam in eine andere Welt. Der Wille zu lernen macht den Kopf frei, und man ist davon beseelt, sich zu verbessern. Was eben noch wichtig war und einen belastet hat, verliert sich. Orientalischer Tanz ist beseeltes Leben, **Energie und Lebensfreude**. Die physischen und psychischen Grenzen stellen immer wieder eine große Herausforderung dar und fordern eine Auseinandersetzung mit sich selbst. Und doch freut man sich schon wieder auf die nächste Stunde.

Viele Frauen adaptieren in Alltag, Beruf und Karriere, die männlichen Verhaltensweisen, die sie vorher in Frage gestellt und bekämpft haben. Das wird auch durch die Kleidung dokumentiert. Sinnlichkeit und natürliche Unbefangenheit haben da keinen Platz. Glücklicher werden sie dadurch meistens nicht. Im Gegenteil, etwas Wichtiges beginnt zu fehlen, und nach einem gewissen Zeitraum stellen sich zwangsläufig Frust und Sinnfragen ein sowie physische und psychische Unbeweglichkeit und Versteifung.

Unsere Emanzipation fordert ihren Tribut. Der Orientalische Tanz kann hier eine Neuorientierung einleiten. In erster Linie durch die Bewegungen, aber auch mit seinem Schmückritual gibt er Anregungen, die eigene **Feminltät** neu zu entdecken, zu gestalten und auszuleben. Die Geschmäcker sind vielfältig, aber das Schmücken ist etwas Urweibliches. Schon in frühester Zeit sollte Schmuck die Weiblichkeit unterstreichen. Vom Schleier zum Ver- und Enthüllen und Spielen mit ihm bis zu Pailettenkostümen, Hüfttüchern, Röcken und eventuellen Accessoires sind den Ideen und Wünschen deshalb keine Grenzen gesetzt. Dabei kann man mit »wenig« – das heißt mit feiner Schlichtheit – häufig mehr Wirkung erzielen.

Der Orientalische Tanz grenzt kein Alter und keine Figur aus, er ist ein Gesundheitsprogramm für alle. Auch mit wenig oder gar keiner Kondition ist es möglich, den Tanz zu erlernen, da die Musik durch ihre Vielfältigkeit, durch ihre Aufgliederung in langsame und schnelle Passagen wirklich jedem Spielraum gibt, etwas für sich zu tun.

Nach anfänglicher Skepsis oder Nichtbeachtung nehmen inzwischen immer mehr Ärzte Notiz von den gesundheitlichen Aspekten dieses Tanzes. Man beginnt mehr über den Zusammenhang von Körper und Seele in bezug auf die Gesundheit nachzudenken. Das jahrtausendealte Wissen um den Zusammenhang von körperlichem und seelischem Wohlbefinden ist in anderen Kulturen nie verlorengegangen und gewinnt jetzt auch bei uns wieder an Bedeutung. Häufig kommt es vor, daß Allgemeinmedizin nicht greifen kann, wenn die Seele nicht mit einbezogen wird. Der Tanz ist eine Möglichkeit, die **Verbindung von Körper und Seele** wieder herzustellen. Allerdings haben die Krankenkassen aufgrund des derzeitigen Sparprogramms ihre Leistungen für diese Kurse wieder gestrichen, was sehr bedauerlich ist.

## Wirbelsäulenschwächen und ihre Korrektur im Orientalischen Tanz

Die Wirbelsäule ist das zentrale Achsenorgan unseres Skeletts. Sie ermöglicht alle Bewegungen wie Strecken, Beugen, Kreisen und Seitneigung des Körpers. Sie besteht aus sieben Hals-, zwölf Brust- und fünf Lendenwirbeln, die alle

übereinander angeordnet sind. Im Anschluß an die Lendenwirbel sind nochmals neun bis zehn Wirbel zum Kreuz und
Steißbein zusammengewachsen. Die Lendenwirbel sind am
größten, da sie den größten Teil der Last zu tragen haben.

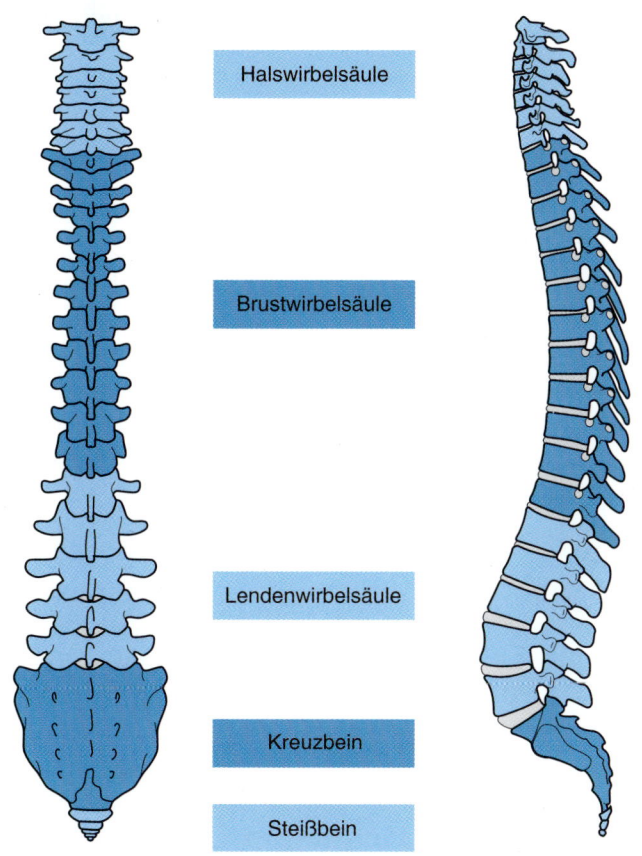

**2**

Halswirbelsäule

Brustwirbelsäule

Lendenwirbelsäule

Kreuzbein

Steißbein

**Der Aufbau der Wirbelsäule in Rück- und Seitansicht (rechts).**

Die Wirbelsäule weist drei Krümmungen auf, so daß sie in
der Seitenansicht betrachtet wie ein »S« aussieht. Zwischen
den Wirbeln befinden sich schwammartig elastische Gallert-
kissen, die sogenannten Bandscheiben. Diese elastischen
Scheiben sorgen, ähnlich wie Stoßdämpfer, für eine gleichmäßige Druckverteilung auf die gesamte Wirbelsäule.

Die Technisierung des Alltags – eine Errungenschaft unseres Zeitalters – geht leider oftmals auf Kosten unserer Gesundheit. Die meiste Zeit des Tages sitzen wir am Schreibtisch oder müssen viele Stunden stehen. Fahrstühle, Rolltreppen und das Auto sollen unser Leben bequemer machen, nur: Der gesamte menschliche Organismus ist auf Bewegung ausgerichtet. Die Wirbelsäule und die Muskulatur funktionieren am besten bei einem regelmäßigen Wechsel zwischen Be- und Entlastung. Diese Pole sollten in einem ausgewogenen Verhältnis zueinander stehen. Lange einseitige Belastungen führen zu Spannungen und Verkrampfungen der Muskulatur, die sich meistens durch Rückenschmerzen bemerkbar machen. Oft reagieren wir darauf nur mit Medikamenten, ohne nachzudenken, warum der Rücken schmerzt. Dieser Weg führt mit der Zeit zwangsläufig zu Verschleißerscheinungen, die dann Schlimmeres, wie zum Beispiel einen Bandscheibenvorfall, zur Folge haben oder die natürliche altersbedingte Degeneration der Bandscheiben durch dauernde Überlastungen und Fehlhaltungen beschleunigen.

Der Orientalische Tanz birgt durch seine auflockernden Bewegungen und seine spezifischen Körperhaltungen die Möglichkeit, Wirbelsäulenschwächen vorzubeugen. Seine große Leistung ist die **Aufrichtung der Wirbelsäule**. Das Erlernen dieser Haltung geht mit dem Erlernen des Tanzes einher. Der Oberkörper öffnet sich im Brustbereich, die Schultern werden leicht zurückgenommen.
Im Laufe der Zeit stabilisiert sich diese Haltung. Der Busen hebt sich. Das Hohlkreuz verschwindet, der Rundrücken verliert seine ungesunde Rundung.

Der Unterschied zur Gymnastik ist der, daß die Bewegungen so viel Spaß machen, daß man sich auch außerhalb der Übungsstunde damit beschäftigt und lernt, mehr in sich hineinzuspüren und seinen Körper wahrzunehmen, auf ihn zu hören. Der Erhalt einer gesunden Wirbelsäule ist der Wunsch aller, nur das Bewußtmachen und das gesunde Umgehen damit ist häufig mehr ein Wunsch als Wirklichkeit. Im Orientalischen Tanz haben wir die Chance.

## Die physiologisch korrekte Haltung und die Entwicklung eines positiven Körperbewußtseins

Eine korrekte und gesunde Haltung sollte der Ausgangspunkt für jeden Tanz, aber auch jede andere körperliche Betätigung sein. Sie verleiht dem Menschen Kraft, Würde und Ausstrahlung.

Beginnen wir mit den **Füßen**: Stellen Sie sich Ihre Füße als Wurzeln vor. Stehen Sie locker auf dem, »in dem Boden«. Stehen Sie locker auf der gesamten Fläche Ihrer Füße. Spüren Sie die Fersen und die Ballen. Fühlen Sie, wie die Zehen aufliegen. Spüren Sie, wie die Wurzeln aus den Zehen, Ballen und Fersen in den Boden wachsen. Man spricht auch von »Erdung«. Der Mensch ist geerdet. Stehen Sie etwa hüftbreit, die Zehen zeigen leicht nach außen. Widmen Sie Ihre ganze Aufmerksamkeit für längere Zeit Ihren Füßen. Wir schenken ihnen viel zu wenig Beachtung, oft gar keine. Nur wenn sie schmerzen, bemerken wir sie. Und doch tragen sie uns unser Leben lang. (Vielleicht haben Sie schon mal bemerkt, daß Sie sogar über Ihre Füße stolpern, sobald Sie sich einmal auf diese konzentrieren und ganz bewußt schön gehen wollen.)

Beugen Sie jetzt etwas die **Knie**, auch sie sind leicht nach außen gerichtet. Achten Sie darauf, daß Füße und Knie locker sind und in einer wohltuenden Spannung (nicht Anspannung) stehen.

Jetzt kommen wir zum **Becken**. Nehmen Sie Ihre Hände und legen Sie eine auf den Hohlkreuzbereich und die andere unterhalb des Nabels auf den Bauch. Schieben Sie sanft das Becken nach vorne. Sie spüren in diesem Moment an der einen Handfläche, wie die Wirbel der Wirbelsäule sich einzeln aus dem Hohlkreuz herausschieben. Das Hohlkreuz existiert nicht mehr. Bleiben Sie einen Moment so und spüren Sie in den Beckenbereich hinein. Alles ist locker. Ich hoffe, Sie fühlen sich immer noch wohl!
Sie spüren auch, daß Ihr Atem bei der Ein- und Ausatmung

die Brust und Bauchdecke gleichmäßig zusammenzieht und ausdehnt wie einen Blasebalg. Begleiten Sie den Atem gedanklich ins Becken, in die Knie bis durch die Füße hindurch in den Boden und zurück.

Jetzt fahren wir fort. Richten Sie Ihren **Brustkorb** auf. Öffnen Sie die nach vorne hängenden Schultern leicht nach hinten. Die Arme hängen seitlich locker herab. Zwischen den Brüsten fühlen Sie einen Mittelpunkt, **Sternum** genannt. Denken Sie es sich als einen Brillanten, der nur in dieser Haltung strahlt.

Bleiben Sie einen Moment in dieser Empfindung, spüren Sie aber gleichzeitig die gesamte Rückenpartie bis zum Becken herab. Gehen Sie nochmals zum Ausgangspunkt, zu den Füßen, zurück und von dort aus über die lockeren Knie und das Becken wieder zum Oberkörper. Machen Sie sich Ihre Haltung ganz bewußt.

Halten Sie den Kopf als Verlängerung der Wirbelsäule. Die Schultern sind jetzt völlig entspannt, die **Arme** hängen seitlich herab. Werden Sie sich nun Ihrer Arme bewußt. Sie hängen oft schlapp und kraftlos, wie zufälliges Beiwerk, am Körper. Auch die **Hände** haben dadurch keine Möglichkeit, kraftvoll zuzupacken. Also öffnen Sie die Arme etwas unter den Achseln und spüren Sie den Raum, der entsteht.

Dies ist außerordentlich wichtig! Spüren Sie den Unterschied? Die Arme fühlen sich schwer an, die Hände und Finger ziehen zum Boden. Fühlen Sie, wie jeder einzelne Finger länger und länger wird? Die Arme, Hände und Finger werden sehr warm, und die Schwerkraft nimmt zu. Spätestens jetzt spüren Sie, wie das Blut in den Armen und Händen pulsiert und zirkuliert. Die Hände beginnen zu leben und zu strahlen.

Das ist das sogenannte **Handchakra**. (Chakra bedeutet Kraftzentrum. Die alte asiatische Lehre von den menschlichen Kraftzentren besagt, daß wir die Schwingungen der Lebensenergie bzw. unserer Lebenskraft aus dem Kosmos, aus der für unseren Verstand unerklärlichen Quelle allen Seins aufnehmen.)

Denken Sie an den Atem. Fühlen Sie, wie er den Brustkorb beim Einatmen weitet und beim Ausatmen zusammenzieht.

Richten Sie jetzt Ihr Augenmerk auf den **Hals** und den **Kopf**. Der Hals ist locker und lang. Denken Sie, daß ein Faden in der Mitte des Kopfes Sie über die Wirbelsäule hinaus nach oben zieht. Spätestens jetzt empfinden Sie, wie der Körper sich automatisch verlängert und nach oben wächst. Spreizen Sie einmal die Finger Ihrer Hände und fühlen Sie sich in Ihre Füße hinein. Hoffentlich haben Sie sie nicht inzwischen vergessen. Sie werden sehen, daß sich beim Spreizen der Finger automatisch die Zwischenräume zwischen Ihren Zehen vergrößern. Dadurch erhalten Sie wesentlich mehr Trittfläche auf dem Boden, also eine größere Stabilität für Ihren Körper. Verweilen Sie noch einen Moment und vergegenwärtigen Sie sich die einzelnen Körperpartien und deren Empfindungen.

**2**

Die Haltung, die Sie jetzt einnehmen, ist eine sehr positive Haltung, die Ihnen Stabilität und Kraft gibt. Das werden auch Ihre Mitmenschen spüren und Ihnen ganz anders begegnen.
Sie sollten sich die Zeit nehmen und dieses Erarbeiten der physiologisch korrekten Haltung täglich wiederholen. Es dauert eine gewisse Zeit, bis sich der Körper umstellt. Haben Sie Geduld! Werden Sie sich täglich bewußt, wie Ihr Körper sich anfühlt, verändert und wie gut es Ihnen mit der Zeit tut. Gedanken an Probleme sollten Sie dazu möglichst völlig verbannen und sich ganz auf Ihr Körperempfinden konzentrieren.

Bei jeder kleinen Tätigkeit zu Hause wie Zähneputzen, Essen zubereiten oder außer Haus beim Warten auf die U-Bahn können Sie die einzelnen Schritte im kleinen wiederholen. Probieren Sie es auch einmal, wenn Sie einer Person begegnen, die Ihnen nicht wohl gesonnen ist. Sie werden Erstaunliches bemerken. Ihr Gegenüber wird eine andere Haltung Ihnen gegenüber einnehmen. Sie gewinnen an Selbstvertrauen. Mit der Zeit stellt sich ein gesundes und positives Körperbewußtsein ein.

## Die Linderung von Menstruationsbeschwerden

Sehr viele Frauen kennen den monatlichen Streß, wenn sich die Menstruation durch Schmerzen wie Ziehen in der Bauchdecke ankündigt oder sich die berühmten Kopfschmerzen, schlimmstenfalls Migräne, einstellen und uns im Tagesablauf behindern. Allein das Wissen darum macht es nicht leichter. Wichtig ist im Orientalischen Tanz, den Bauch herauszulassen. Viele Frauen haben damit anfänglich Schwierigkeiten. Unserer Vorstellung von einer guten Figur und guten Haltung entspricht das nämlich nicht. Dafür sorgen die Medien. Wir bekommen einen Frauentyp vorgesetzt, eine stereotype Schönheit, der wir stetig nacheifern. Aber sie entspricht nicht unserer Persönlichkeit. Was tun wir nicht alles, um den Bauch wegzubekommen. Bestenfalls ziehen wir ihn ein, wenn uns nicht noch rabiatere Methoden einfallen. Der eingezogene Bauch aber macht eine Bauchatmung unmöglich. Der Oberkörper erstarrt. Das bedeutet, daß wir unseren Körper unter ständigen Streß stellen, und das sogar während eines so natürlichen Vorgangs wie der Menstruation.

Durch die intensiven, sehr spezifischen Beckenbewegungen im Orientalischen Tanz und das besondere Hineinspüren in den Beckenbereich wird die Bauch- und Beckenmuskulatur während der Menstruation gelockert, besser durchblutet und entkrampft. Das Becken als Energiezentrum des Menschen für Vitalkraft, innere Stärke, Aktivität und Sexualität kehrt in unser Bewußtsein zurück.

Die Beckenbewegungen mit dem intensiven Hinführen des Atems üben während der Periode eine fundamentale Wirkung auf den gesamten Körper und die Psyche aus. Der Mensch wird lebendiger. Freude und Lust haben auch in dieser Zeit mehr Raum, und das strahlt man aus.
Natürlich gibt es Ursachen für Menstruationsbeschwerden, die im Organischen liegen, die auch dieser Tanz nicht mindern kann. Aber grundsätzlich fördert er die Sauerstoffversorgung der inneren Organe und die Durchblutung des Beckenbereiches sowie des ganzen Körpers.

## Orientalischer Tanz als entspannende Maßnahme während der Schwangerschaft

Nicht nur bei Menstruationsbeschwerden, sondern auch in der Schwangerschaft helfen Ihnen die ruhigen und weichen Bewegungen und sanften Vibrationen im Becken. Sie wirken besonders wohltuend, und Ihr Kreislauf kommt dadurch in Schwung. Gerade jetzt ist für Sie die Bewegung so wichtig, da die Schwangerschaft Ihren Körper und Ihre gesamte Muskulatur größeren Belastungen aussetzt. Der gesamte Organismus stellt sich um. Durch den Tanz halten Sie sich beweglicher, denn er unterstützt die gesamte Muskulatur, und das Becken wird lockerer. Sie gehen behutsamer mit sich um, horchen mehr in sich hinein. Ihr Baby spürt die rhythmischen Beckenbewegungen und Ihre Achtsamkeit. Sie halten innige Zwiesprache miteinander.

Das Baby wächst, und die inneren Organe werden mehr und mehr eingeengt. Sie werden jetzt die Oberkörperbewegungen und die damit verbundene Streckung der Wirbelsäule als sehr wohltuend empfinden. Sie ermöglichen Ihnen mehr Beweglichkeit, Entspannung und Elastizität für die folgenden Wochen und Monate. Wenn es Ihnen gutgeht, spürt das schließlich auch Ihr Baby.
Es gibt eine Vielzahl von Figuren, die Sie sich und Ihrem Kind zumuten und genießen können. Die Beeinträchtigungen zum Ende der Schwangerschaft wie Durchblutungsstörungen in den Beinen und manchmal auch in den Handgelenken können Sie lindern.

Lebensfreude setzt Energien frei und läßt nicht ganz so leicht Depressionen hochkommen, die während der Zeit der Schwangerschaft normal sind. Sie bereiten sich durch ständiges Loslassen, Fließenlassen und durch das tiefe Hinatmen in den Beckenraum, zu Ihrem Baby, auf die Geburt von Anbeginn der Schwangerschaft vor und nicht erst zum Zeitpunkt der Schwangerschaftsgymnastik.
Diese gesundheitlichen Aspekte des Tanzes haben inzwi-

schen so überzeugt, daß es mittlerweile auch Kurse für Schwangere gibt. Instinktiv werden Sie nur das tun, was Ihnen und Ihrem Baby guttut. Einen Arzt sollten Sie aber auf jeden Fall vorher befragen.

## Die positive Beeinflussung der Psyche durch den Orientalischen Tanz

Wir sind heute einem ständigen Leistungsdruck unterworfen. Auch die Freizeit ist inzwischen davon betroffen. Es gibt fast keine Hobbys und Sportarten mehr, in denen kein Wettkampf stattfindet. Nicht nur, daß wir im Job erfolgreich sein müssen, auch nach Feierabend trimmen wir uns auf Leistung in den vielfältigsten Bereichen. Was aber bedeutet das für unseren Körper, für unsere Seele!

Redewendungen wie »Haltung bewahren«, »Brust raus, Bauch rein« etc. gewinnen heute Bedeutung im negativen Sinne, weil der Impetus, sich zusammenzureißen, ein Muß in unserer Gesellschaft geworden ist.

Im Orientalischen Tanz geht es um Loslassen – Loslassen und Lockerlassen. Das hört sich einfach an, ist aber doch so schwer. Trotzdem werden Sie instinktiv von Anbeginn des Unterrichts an spüren, daß etwas ganz Neues in Ihnen eine Chance bekommen wird. Sie werden den Kontakt zu Ihrem Innern finden.

Der Tanz wird Ihr **Selbstbewußtsein** stärken, Ihre **Kreativität** fördern. Die Energie kann ungehemmt strömen, da Sie sich durch die Aufrichtung von inneren Blockaden befreien. Die Haltung eines Menschen offenbart seine Einstellung zum Leben; Sie haben die Chance, sich innerlich und äußerlich zu verändern, und Sie werden es tun.

Durch die verschiedenen Rhythmen von langsam bis sehr schnell werden Gefühle von anmutig, sanft, spielerisch-kokett bis aggressiv, kraftvoll und verführerisch neu entdeckt, die Ihr Leben reicher machen. Gerade die schnellen,

schwung- und temperamentvoll akzentuierten Bewegungen
sind für die Anfängerin äußerst schwer nachzuvollziehen.
Beim Erlernen dieser Bewegungen brechen Erstarrungen
auf, und das kann ein bisher nicht gekanntes Gefühl der
Freiheit schenken.

Ich sehe immer wieder Schülerinnen, die anfangs sehr blaß
und scheu in den Unterricht kommen und nach einiger Zeit
geradezu aufblühen. Sie richten sich auf, nehmen mehr
Raum ein, die Augen blitzen. Sie sind einfach da und nicht
mehr zu übersehen. Sie werden mutig und übermütig. Sie
berichten dann, wie es sie auch auf der Straße und im Beruf
positiv verändert hat und noch verändert. Es sei wie eine
Tür, die sich nach außen öffne. Dem neu gewonnenen
Selbstbewußtsein folge der Erfolg.

## Tanz ist Leben

Durch den Tanz lernen wir die Freude an der Bewegung und
unsere vielen spielerischen Möglichkeiten kennen, lernen
uns mit anderen Augen zu sehen und uns wahrzunehmen.

Wie gern schauen wir voller Bewunderung und Sehnsucht
Schwarzen zu, wenn sie völlig frei tanzen, dem Rhythmus
aus der Körpermitte selbstverständlich folgend, ohne jegli-
che Scham und Scheu. Sie stehen zu ihrem Körper, egal ob
schlank oder füllig. Tanz ist Bestandteil ihres Lebens, Frust
und Sorgen sowie Freude und Lust werden herausgetanzt.

Jugendliche Ausstrahlung wiederzuerlangen und zu erhalten, erfordert Impulse, die von innen kommen. Jede Bewegung, jeder Ausdruck, der spontan getanzt wird, ist ein
Stück Jungbleiben. Es sind nicht die Kosmetika oder das
neue Kleid, es ist die generelle Spontanität und die tänzerische Bewegung in all ihren Ausdrucksformen im Körper, in
unserer Mimik, in unserer Seele. Tanz macht frei und wirkt
durch sich selbst.

Denken wir an asiatische Mädchen und Frauen in ihrer Grazie und Anmut, an ihre oft unglaublich weibliche Ausstrahlung.

Der Orientalische Tanz mit seinem ganzen Facettenreichtum an sinnlichen, schlängelnden Bewegungen des ganzen Körpers, dem Vibrieren des Beckens und Oberkörpers, den starken Hüft- und Oberkörper-Akzenten läßt Sie nach Ihrer eigenen Sinnlichkeit und Erotik forschen, zu der Sie den Kontakt möglicherweise verloren haben.

Viele Schülerinnen kommen mit alltäglichen gesundheitlichen Beschwerden in den Unterricht. Nach ungefähr einem Jahr stellen sie fest, daß die Alltagswehwehchen ganz allmählich verschwunden sind. Die Freude am eigenen Körper, sich endlich bewegen zu können, läßt manches bedeutungslos werden, was vorher belastet hat. Neue Ansichten und Einsichten werden gefunden. Dieser Tanz vermittelt größtmögliche Lebensfreude. Einfach tanzen, nicht nachdenken, sich als Frau fühlen in all unserer Sinnlichkeit und Weiblichkeit. Das ist unsere große Chance, unser Ziel.

### Orientalischer Tanz auch für Männer?

»Ich steckte, was Tanzen anbetraf, in einem absoluten Mauseloch. Nie hätte ich gedacht, daß ich so loslassen kann, daß ich so viel Freude am Tanz finden und ausdrücken kann. Nach zwei Jahren beginne ich langsam manche Bewegungen richtig zu empfinden, und das ist ein absolut spannendes Erlebnis. Ich hätte es nie für möglich gehalten, daß ich zu so vielen Fortschritten fähig bin.« So berichtet mein Schüler Werner David von seinen Erfahrungen.

Ich hatte mich schon lange darum bemüht, auch Männern einen Teil des Bewegungsrepertoires des Orientalischen Tanzes nahezubringen. Und diese Workshops, als sie dann zustande kamen, waren wirklich etwas Besonderes. Es ist eine interessante und ganz andere Arbeit, weil Männer einfach anders reagieren, scheuer sind, aber nicht weniger bemüht, sich besser bewegen zu lernen. Von der Kopflastigkeit weg, hin zum Fühlen des Beckens, das ist auch für sie, und vielleicht mehr noch als für Frauen, etwas völlig Neues. Letztlich aber haben Männer die gleichen Fähigkeiten wie Frauen, und die Freude und das Lachen sowie der konkurrenzfreie Umgang miteinander während des Unterrichts ist eigentlich das Entscheidende. Das Spüren der Präsenz im Körper auf eine andere, intensive Art und Weise ist das gemeinsame Ziel.

Es ist bekannt, daß Männer in südlichen Ländern eher bereit sind, sich tanzend auszudrücken und auf diese Weise miteinander zu kommunizieren. Bei uns herrscht oft die Angst, sich lächerlich zu machen oder weibisch zu wirken. Das Wesen des Orientalischen Tanzes ist zwar vornehmlich feminin, aber es wäre trotzdem schade, Männer ausgrenzen zu wollen. Wichtig ist in diesem Zusammenhang, ihnen nicht eine vermeintliche Weiblichkeit zu oktroyieren, sondern Männer zu einer männlichen Variante des Tanzes zu führen. Dann ist hier auch für Männer eine Plattform gegeben, um sich zu artikulieren und zu entspannen, einmal loszulassen.

Männliche Kursteilnehmer sind eine Bereicherung, weil man Spaß miteinander hat und ein Thema teilt. Das Erstaunliche und auch Erfreuliche daran ist, daß manche Männer über den Orientalischen Tanz auch zu anderen Sichtweisen kommen. Mittlerweile gibt es männliche Tanzlehrer, die in der Technik weiblichen Tänzerinnen nicht nachstehen. Und auch die Nachfrage von Männern, die den Tanz lernen möchten, wird in der letzten Zeit begrüßenswerterweise größer.

**2**

### Die Wahl der Musik

Kassetten und CDs mit arabischer Musik bekommen Sie inzwischen in jeder größeren Musikhandlung. Durch die große Nachfrage ist die Auswahl riesig geworden, und Sie haben die Qual der Wahl. Das Angebot beinhaltet **türkische Bauchtanzmusik**. Sie ist gleichmäßig schnell, ohne dramatische Steigerung. Die **arabische Musik** ist vielseitiger, weil die Rhythmen wechseln. In einem Stück können sich zum Beispiel mittelschnelle, langsame und sehr schnelle Passagen abwechseln. Dies ist die Musik, die im Unterricht hauptsächlich verwendet wird. Die **amerikanische Bauchtanzmusik** bedeutet für unsere westlichen Hörgewohnheiten eine weniger große Umstellung, da moderne Musikinstrumente eingesetzt werden und zum Teil auch Synthesizer zu hören sind. Diese Musik hat eine etwas andere Dramaturgie, die ihren eigenen speziellen Reiz besitzt. Selbstverständlich unterliegt auch die arabische Musik einer Wandlung. Immer mehr moderne Instrumente werden verwendet, wobei diese Einflüsse von außen wichtig und belebend sind. Man sollte nur darauf achten, daß die »alte« Musik nicht in Vergessenheit gerät. Zu guter Letzt gibt es noch eine sehr meditative Richtung, die sich für langsame Bewegungen besonders eignet.

Man kann die Orientalische Musik in drei Arten einteilen: Zum einen haben wir die langsame, in der die Instrumente Nay, eine offene Längsflöte aus Bambus, Oud, eine Kurzhalslaute, und Geige vorherrschen. Es sind sehr ruhige und einfühlsame Stücke.

Der Rhythmus der mittleren Geschwindigkeit geht sofort in die Beine. Sie möchten sofort mitsummen oder klatschen, auf jeden Fall den Takt begleiten. Es wird in den meisten Fällen im ¼-Takt gespielt und ist fast immer von Gesang begleitet.

Die schnellen Stücke werden ausschließlich mit einer kelchförmigen Trommel, einer Darabukka, auch Tabla oder Dunbak genannt, getrommelt. Bei diesem Rhythmus vibriert der Körper geradezu, und man möchte sich schütteln.

Der Vollständigkeit halber sei auch die folkloristische Musik erwähnt, für die oft eigene Kurse angeboten werden. Aber hören Sie einfach mal hinein!

## Kleidung und Räumlichkeiten

Was ziehen Sie an? Zu Beginn reichen eine Strumpfhose und ein Body sowie ein größeres Tuch, welches idealerweise Fransen haben sollte. Knoten Sie sich das Tuch so um Ihre Hüften, daß der Knoten auf einer Hüfte sitzt. Es gibt Ihnen von Anfang an das richtige Gefühl für den Tanz, und die fliegenden Fransen unterstreichen Ihre Bewegungen. Zu Beginn ist ein Spiegel nicht wichtig, und wenn Sie hineinschauen sollten, dann nur, um kurz eine Bewegung zu kontrollieren. Der Spiegel verwehrt, wenn er andauernd benutzt wird, die Fähigkeit der Spontanität und Kreativität und vor allen Dingen – und das ist ein ganz wichtiger Aspekt – das Hineinfühlen und Hineinhorchen in die Bewegungen. Empfehlenswert wäre es, barfuß zu tanzen. Nackte Füße ermöglichen einen besseren Kontakt und damit auch Bezug zum Boden. Sollte das nicht machbar sein, gehen auch Socken oder leichte Gymnastikschuhe.

Damit wären wir bei den Räumlichkeiten: Wichtig ist, daß der Raum gelüftet und angenehm temperiert ist und für Sie eine gute Atmosphäre besitzt. Sie sollten ungestört sein und Zeit für sich haben. Und noch etwas: Sie sollten nicht eben eine größere Mahlzeit zu sich genommen haben, denn ein voller Magen macht träge.

## Das Aufwärmen und vorbereitende gymnastische Übungen

Der Schwerpunkt der folgenden Übungen ist das Dehnen, Strecken und Lockern.

Versuchen Sie, anstatt die Bewegungen als reine Gymnastik zu betrachten, sie als **tänzerischen Ablauf** zu empfinden und auszuführen. Verinnerlichen Sie die Grundhaltung (s. S. 21 ff) und atmen Sie gleichmäßig tief ein und aus. Atmen Sie speziell in die Glieder, die in den jeweiligen Übungen besonders bewegt werden und wählen Sie dazu Musik mit langsamem oder mittlerem Rhythmus.

Schütteln Sie Ihre Glieder richtig aus, bevor Sie beginnen. Fangen Sie mit den Füßen an, indem Sie sie einzeln schütteln. Gehen Sie dann über die Beine und das Becken hin zum Oberkörper und den Schultern, über die Hände und Arme weiter zum Kopf, so daß Verspannungen der Muskeln aufgelockert und die Glieder erwärmt sind. Es ist zu empfehlen, das Schütteln am Ende der Übungen zu wiederholen.

### 1. Übung

Stehen Sie in der Grundhaltung, dabei haben die Füße einen Abstand von ca. 5 cm, und strecken Sie den linken Arm weit über den Kopf hinaus. Drücken Sie die Hand und die Fingerspitzen noch einmal zusätzlich nach oben. Strecken Sie sich bis zum Äußersten und schauen Sie dem Arm und der Hand nach. Abwechselnd drei- bis fünfmal strecken und locker lassen. Jetzt wiederholen Sie das mit dem Arm und der Hand der rechten Seite. Schauen Sie dem gestreckten Arm immer nach und spüren Sie die intensive Dehnung erst links, dann rechts. Empfinden Sie diese Übung wie einen Tanz, indem Sie einen harmonischen Rhythmus entwickeln.

## 2. Übung

Strecken Sie jetzt beide Arme weit über den Kopf und drücken Sie mit beiden Handflächen nach. Dabei nehmen Sie den Kopf zurück, um den Armen nachzuschauen. Empfinden Sie weiterhin ein Gefühl für Tanz, indem Sie die Einatmung in die Streckung einfließen lassen und dadurch für einen Moment größer werden. Beim Ausatmen spüren Sie wieder deutlich die Erdung in den Füßen. Das gleichmäßige Fließen der Bewegungen ergibt die Harmonie und einen inneren Rhythmus. Wenn es gelingt, wird aus dieser Übung mit der Zeit anderes Empfinden für Ihren Körper und für die einfachsten Bewegungen im Alltag wachsen. Wiederholen Sie die beiden ersten Übungen jeweils vier- bis fünfmal.

## 3. Übung

Lassen Sie jetzt aus der Stellung der zweiten Übung den Oberkörper locker und leicht mit der Ausatmung vornüberfallen und gehen Sie dabei in die Knie. Erst fallen die Arme, Kopf und Schultern, dann Oberkörper und Becken. Geben Sie den Schwingungen, die noch im Körper sind, nach und lassen Sie sie ausklingen. Der Kopf hängt währenddessen vornüber, der Nacken ist locker, und alles ist vollkommen entspannt. Die Hände können den Boden berühren. Wippen Sie noch einen Moment lang in den Knien nach. Das tiefe gleichmäßige Ein- und Ausatmen nicht vergessen!

## 4. Übung

Kommen Sie langsam aus der Hocke heraus, indem die Knie gestreckt werden, während der Oberkörper noch vornüberhängt. Die Fersen kommen auf den Boden. Die Knie sind noch immer gestreckt. Legen Sie die inneren Handflächen auf den Hohlkreuzpunkt und erheben Sie sich extrem langsam. Das Becken richtet sich auf, geben Sie jetzt in den Knien nach. Spüren Sie dabei intensiv, wie sich die einzelnen Wirbel aufrichten. Der Kopf wird bis zuletzt hängengelassen, und erst mit der letzten Streckung der Wirbelsäule hebt er sich.

### 5. Übung

Bleiben Sie so stehen und drehen Sie in diesem Gefühl der Spannung und Streckung Ihren Kopf mit geschlossenen Augen zur linken Schulter und lassen ihn sinken: von der Schulter weiter nach vorne zu Brust, zur rechten Schulter und zurück. Genießen Sie diese Übung wenigstens vier- bis fünfmal.

### 6. Übung

Denken Sie an Ihre Schultern, die locker und ein wenig zurückgenommen sein sollten, und schwingen Sie jetzt mit beiden Armen gleichzeitig von links nach rechts und von rechts nach links um den Rumpf herum. Die Atmung geht tief ins Becken. Nehmen Sie die kräftigen Schwingungen auf und geben Sie ihnen nach, das heißt, daß sich der Oberkörper mit dem Schwung leicht seitlich nach hinten dreht. Denken Sie daran, daß Ihr Kopf gleichmäßig mitschwingt. Auch hier ist es wieder wichtig, mehr als sture Gymnastik zu vollführen. Stellen Sie sich vor, es wäre hinter Ihnen etwas Interessantes zu sehen. Schauen Sie voller Neugier! Merken Sie den Unterschied? Was das für eine Qualitätsveränderung ist!

### 7. Übung

Stehen Sie weiterhin locker und »geerdet«. Jetzt versuchen Sie, die linke Hüfte vor- und zurückzuschieben und anschließend die rechte. Machen Sie dies immer abwechselnd links und rechts, bis Sie flüssiger werden und daraus eine Pendelbewegung (um die vertikale Körperachse) entsteht. Pendeln Sie ohne Pause immer weiter und schneller, ohne dabei nachzudenken. Bleiben Sie locker und atmen Sie tief. In dem Moment, in dem Sie nur in die Brust atmen, verkrampfen Sie und Seitenstechen tritt auf. Prägen Sie sich das Gefühl für Tanz weiter ein!

## 8. Übung

Strecken Sie beide Arme seitwärts über die Hände bis zu den Fingerspitzen so weit es geht aus, und fühlen Sie Ihr Sternum (der Punkt zwischen den Brüsten). Spüren Sie die Mitte im Oberkörper und im Becken und Ihre Rückenpartie. Rufen Sie sich einmal Ihre gesamte »Rückseite« und deren Ausstrahlung nach hinten ins Bewußtsein. Dabei wird in den Körper, bis in die Fingerspitzen hinein und über die Finger-kuppen hinaus geatmet. Bleiben Sie einen Moment dabei. Genießen Sie das weite Öffnen des Oberkörpers und schüt-teln Sie anschließend die Hände aus. Wiederholen Sie die Übung mehrere Male.

**3**

## 9. Übung

Legen Sie sich flach auf den Boden und strecken Sie Ihren ganzen Körper (das heißt auch Arme und Hände, Beine und Füße!). Die Wirbelsäule liegt dabei vollkommen auf. Führen Sie jetzt beide Fersen – und danach den rechten Arm – so weit es geht zur linken Seite. Die Streckung aller Glieder soll dabei zu keinem Zeitpunkt verlorengehen, genausowenig wie die Bodenberührung! Schließlich beschreibt der Körper einen Halbmond, wodurch die gesamte rechte Partie gedehnt wird. Die Fingerspitzen ziehen noch einige Male nach links nach. Begleiten Sie Ihren Atem durch den ganzen Körper bis in die Fingerspitzen und bringen Sie langsam erst Ihre Beine und dann den rechten Arm wieder in die Ausgangsposition zurück. Jetzt werden die Fersen und der linke Arm bei gestreckten Fingern zur rechten Seite geführt. Versuchen Sie wieder, die-se Bewegungsabläufe harmonisch aufeinanderfolgen zu las-sen. Diese Übung auf jeder Seite nur einmal durchführen.

## 10. Übung

Bleiben Sie flach auf dem Boden liegen. Hören Sie nicht auf, Ihre Rückenpartie und die Wirbelsäule bewußt zu fühlen. Je-der Wirbel liegt auf. Die Beine werden zu 90 Grad angewin-kelt. Die Arme liegen seitlich ausgestreckt. Atmen Sie ein und, während Sie die Knie seitlich nach links zum Boden sinken lassen, wieder aus. Während die Knie wieder in die Horizontale gebracht werden, erfolgt die Einatmung. Mit dem Ausatmen sinken die Knie auf der rechten Seite zum Boden. Wenn Sie in einen stoten Rhythmus hineinkommen, gleitet der Kopf auf die jeweilig entgegengesetzte Seite. Wiederholen Sie dies einige Male.

### 11. Übung

Bleiben Sie liegen und strecken Sie die Beine wieder aus. Die Arme sind seitlich ausgestreckt. Winkeln Sie das linke Bein an und führen Sie es über das rechte Knie zum Boden. Achten Sie darauf, daß die Schultern auf dem Boden aufliegen. Das Becken macht eine Drehung nach rechts. Lassen Sie den Kopf zur linken Seite sinken. Wippen Sie mit dem Knie im Takt der Musik weich zum Boden. Nach einer Weile kommen Sie in die Ausgangsposition zurück, nehmen das rechte Bein über das linke Knie und machen die gleiche Übung auf der anderen Seite. Wiederholen Sie diese Übungen je zweimal. Spüren Sie Körperharmonie und Tanz zugleich.

### 12. Übung

Rollen Sie sich aus der letzten Übung über Schulter und Oberschenkel auf die Knie und stützen Sie die Hände vor sich auf den Boden (Vierfüßlerstand). Die Fußrücken liegen flach auf. Schieben Sie jetzt langsam den rechten ausgestreckten Arm so weit es geht nach vorn, während Sie den linken unter dem Körper durch nach rechts schieben. Dadurch dreht sich der Oberkörper und ermöglicht es, die linke Schulter und den Kopf auf den Boden zu legen. Atmen Sie tief in den Beckenraum ein und aus. Verharren Sie so für einen längeren Moment. Es kann eine meditative Ruhe entstehen. Kommen Sie mit dem rechten und linken Arm langsam in die Ausgangsposition zurück und wiederholen Sie die Übung noch mal auf der anderen Seite.

Nehmen Sie sich 10 bis 15 Minuten Zeit, um mit diesen Übungen Ihre Muskeln und Gelenke zu lockern und den Geist zu entspannen.

**4**

Der Unterricht ist in zehn Unterrichtseinheiten unterteilt, wovon jede jeweils zwei bis drei Figuren beinhaltet. Es ist sinnvoll, eine Figur so lange zu üben, bis sie langsam ins Unterbewußtsein hineinsinkt, und nicht hastig zur nächsten überzugehen, denn es ist einfach nicht möglich, binnen kürzester Zeit den Körper auf Bewegungsabläufe zu trimmen, die ihm noch völlig fremd sind. Erzwingen Sie daher nichts und überstrapazieren Sie sich nicht. Lassen Sie es sich gutgehen. Sie sollten allerdings sooft wie möglich arabische Musik hören, möglichst täglich, damit sie Ihnen vertraut wird.

## 1. Unterrichtseinheit

Tempo:   langsam
Figuren:   Figur Acht, halber Beckenkreis vorwärts, einfaches
                 Heben und Senken der Arme

### Figur Acht

*Vorbereitung:* Stehen Sie in der Grundhaltung mit ca. 5 cm Abstand zwischen den Füßen. Manche Tänzerinnen bevorzugen einen hüftbreiten Stand. Entscheiden Sie selber, welche Ausgangsposition Ihnen besser gefällt. Spüren Sie nach, ob Ihre Wirbelsäule gerade aufgerichtet ist. Legen Sie eine Handfläche auf den Hohlkreuzbereich und die andere

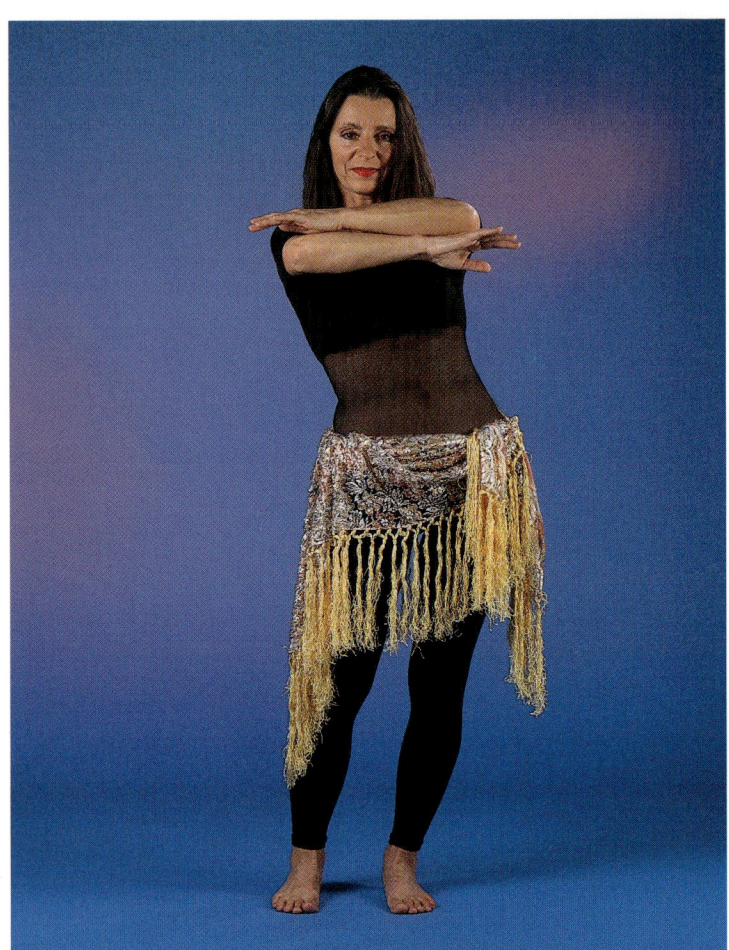

**Hüftbreiter Stand**

unter den Bauchnabel. Vergewissern Sie sich, nicht im Hohlkreuz zu stehen.
Pendeln Sie jetzt einmal Ihre Hüften diagonal vor und
zurück, wie bei einem Twist.

Stellen Sie sich vor, Sie stünden in zwei großen, auf den Boden gemalten Kreisen, die sich an einem Punkt berühren
und so eine Acht ergeben, und versuchen Sie, die liegende
Acht mit Ihren **Hüften** nachzuziehen. Beginnen Sie, indem

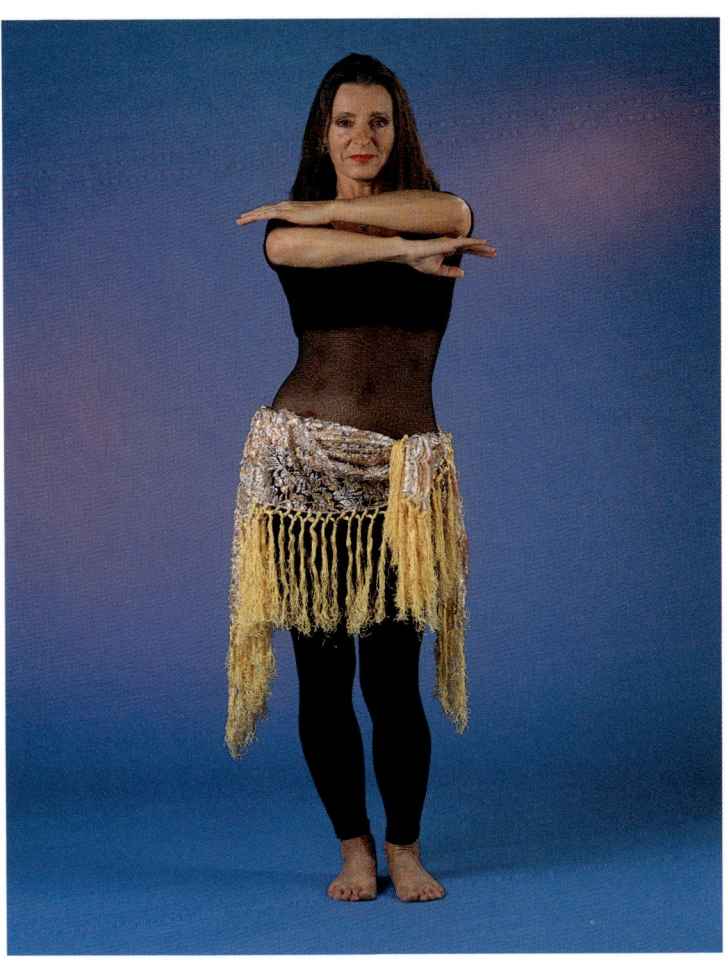

**Grundhaltung mit ca. 5 cm Fußabstand**

Sie die linke Hüfte zurückschieben. Das **Gewicht** ruht dabei
auf dem linken Fuß. Ziehen Sie einen Kreis zur Seite und
dann nach vorne. Die rechte Hüfte zeigt nun schräg nach
hinten. Schieben Sie die linke weiter zur Körpermitte. Das
Gewicht verlagert sich dabei allmählich auf den rechten Fuß,
die rechte Hüfte ist noch leicht diagonal zurückgeschoben.
Beschreiben Sie jetzt mit ihr den Kreis, indem Sie sie ebenfalls von hinten nach außen rechts und wieder zur **Körpermitte** schieben.

Vergegenwärtigen Sie sich die Acht, die Sie beschreiben, und vergessen Sie nicht, den Atem ins Becken fließen zu lassen. Jetzt ist wieder die linke Hüfte diagonal zurückgeschoben. Wechseln Sie von links nach rechts und denken immer daran, eine Acht zu formen. Versuchen Sie, in den Kreisen etwas größer zu werden. Bitte beachten: die Hüften müssen auf einer waagerechten Linie kreisen!

Sie werden feststellen, daß die Acht zunächst rundum eckig ist. Es braucht viel Übung, um eine geschmeidige Bewegung zu vollführen.

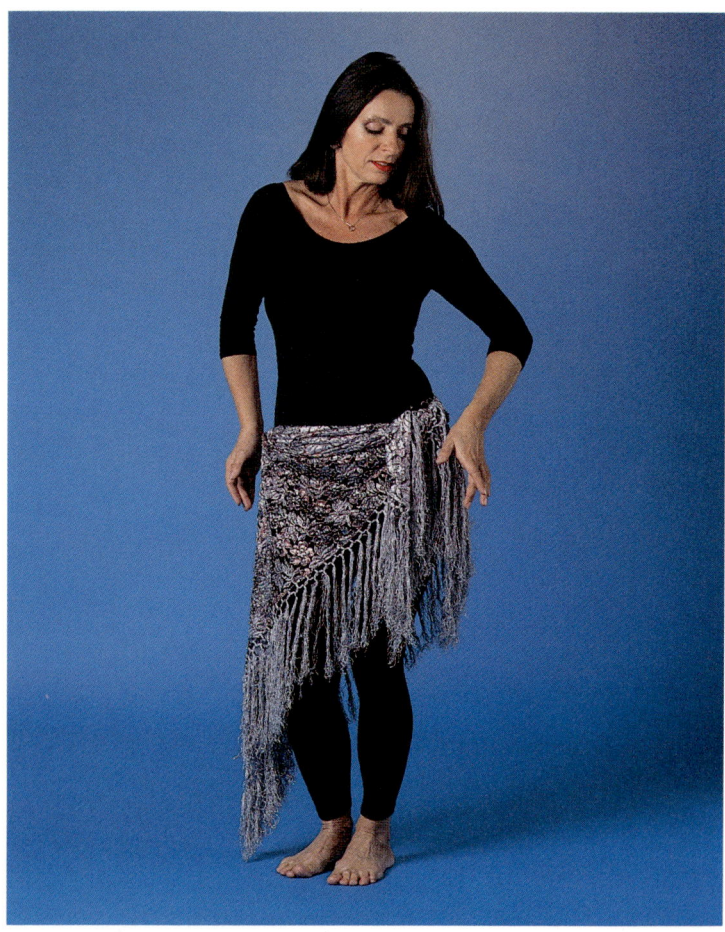

**Figur Acht: linke Hüfte**

Achten Sie schon jetzt auf Ihre Füße und Ihre Fersen. Die **Fersen** sollen fest auf dem Boden bleiben. Halten Sie Ihre **Arme** seitlich neben den Hüften und hören Sie auf die Musik. Die Bewegungen sollen langsam mit der Musik fließen. Nehmen Sie sich Zeit.

Wenn die Bewegungen nicht mehr Ihre volle Aufmerksamkeit verlangen, richten Sie Ihr Augenmerk auf den **Oberkörper**, der ruhig bleiben, also nicht mitschwingen, soll. Das ist nicht einfach, Sie sind damit schon mitten im schwierigen Vorgang des **Isolierens**. Aber versuchen Sie es.

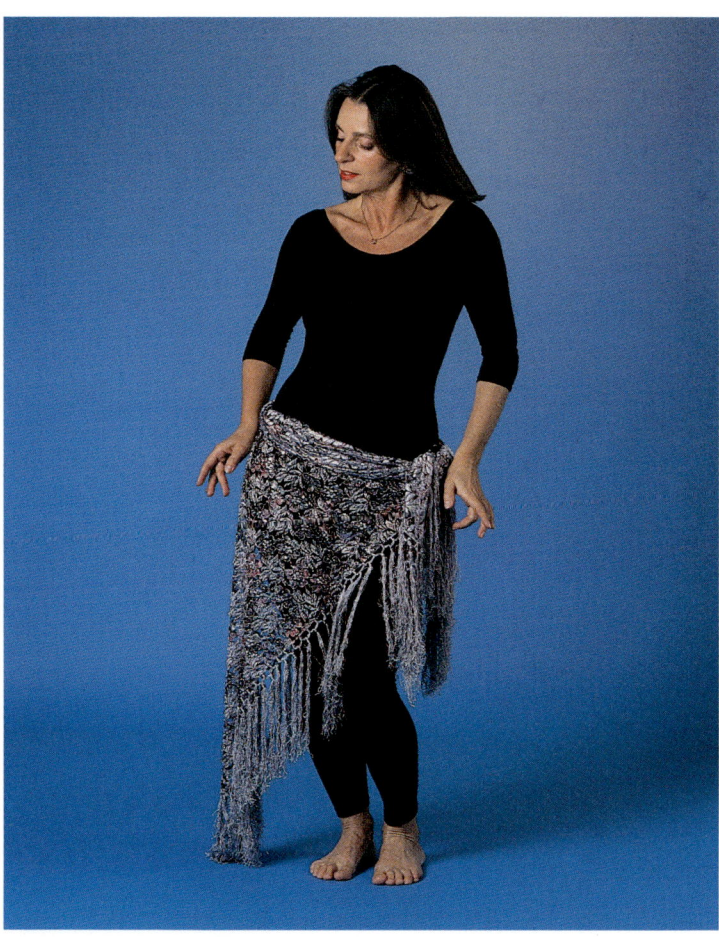

**Figur Acht: rechte Hüfte**

### Halber Beckenkreis vorwärts

*Vorbereitung:* Vergessen Sie nie Ihre Haltung, fallen Sie nicht ins Hohlkreuz. Legen Sie wieder Ihre Handflächen auf Bauch und Hohlkreuzgegend und lassen Sie sie liegen. Schieben Sie Ihre linke Hüfte ganz weit nach links heraus, so weit es geht, ohne die aufrechte Haltung aufzugeben. Sie spüren die Gewichtsverlagerung auf den linken Fuß.

Nun schieben Sie, indem Sie einen Halbkreis beschreiben, das **Becken** nach vorne zur Mitte und dann nach rechts. Probieren Sie es einige Male.

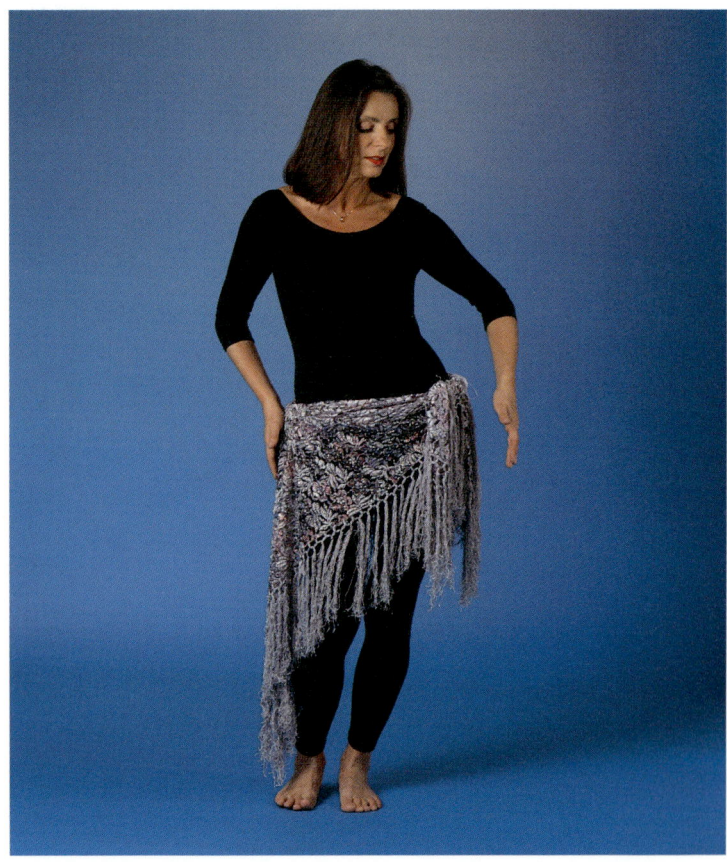

**Halber Beckenkreis: Das Becken von links nach vorne...**

Jetzt machen Sie die gleiche Bewegung von rechts nach links und wieder zurück. Schieben Sie Ihr Becken immer so weit wie möglich aus der mittleren vertikalen Körperachse heraus. Dabei verlagert sich auch das **Gewicht**: Ist das Becken vorn, ruht das Gewicht auf den Fußballen, sind die Hüften außen, liegt es auf dem jeweiligen Fuß.

Die Handfläche bleibt auf dem Bauch. Den Bauch nicht einziehen, sondern herausstrecken. Tief ein- und ausatmen. Locker bleiben. Wenn die Sicherheit wächst, halten Sie die **Arme** wieder seitlich neben den Hüften. Beginnen Sie, einen **Rhythmus** für diesen Halbkreis zu entwickeln. Hören Sie wieder auf die Musik.

**4**

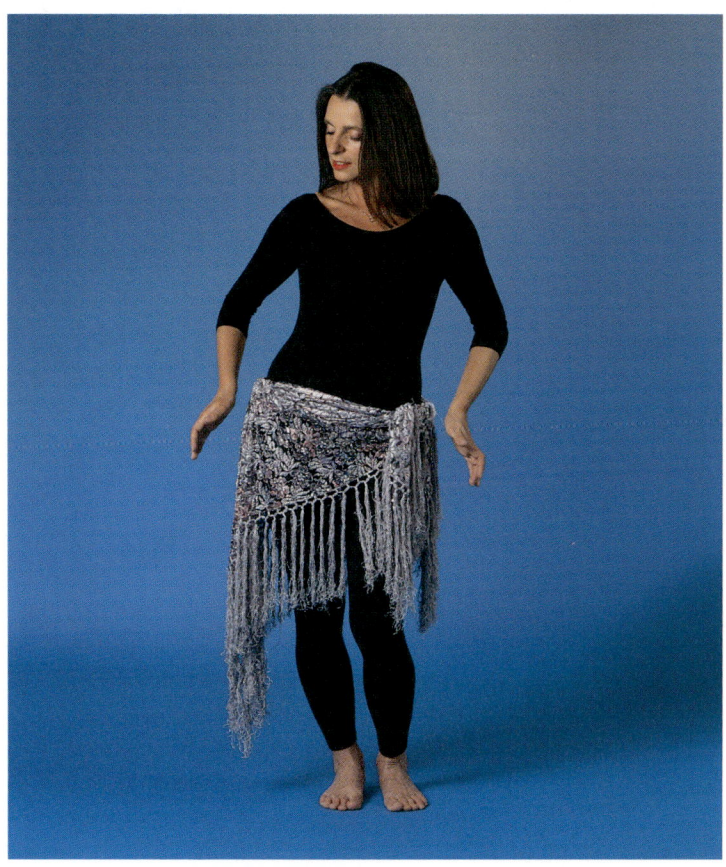

**...und dann nach rechts schieben.**

## *Heben und Senken der Arme*

Es ist zu Anfang nicht einfach, die Arme locker zu halten, ihnen überhaupt Aufmerksamkeit zu schenken. Man ist so mit den Beckenfiguren beschäftigt, daß man sie immer wieder vergißt. Sie sind aber ein wichtiger Bestandteil des Tanzes und für den Gesamteindruck unerläßlich. Lassen Sie die Arme deshalb nie einfach baumeln. Grundsätzlich sollten Sie sie immer leicht anheben, während die **Handflächen** zu den Hüften zeigen, und auf den **Zwischenraum unter den Achseln** achten.

Heben Sie einmal die Arme fließend, im Rhythmus der Musik, bis sie leicht gestreckt – auch die Hände – seitlich in Schulterhöhe sind. Anschließend können Sie sie bis über den Kopf und schließlich wieder abwärts führen. Das darf allerdings nicht ruckartig oder hastig geschehen. Außerdem sollten die Arme nie pfeilgerade gestreckt sein.

## *Kombination*

Wiederholen Sie die Acht und versuchen Sie, gleichzeitig die Armbewegung durchzuführen. Geben Sie nicht gleich auf. Ist es dennoch zu schwer, üben Sie noch einmal jeden Schritt einzeln. Erst wenn Sie sich sicher fühlen, fügen Sie auch den halben Beckenkreis an.

Die **Verbindung zwischen der Acht und halbem Beckenkreis** entsteht dort, wo beim Nachziehen der Acht mit der linken Hüfte diese schließlich ganz links seitlich ist. Dieser äußerste Punkt ist der Anfang für den Beckenkreis zur rechten Seite. Wiederholen Sie den Beckenkreis vorwärts so oft Sie wollen und versuchen dann wieder in die Acht zu kommen. Wenn Sie ihn rechts beenden, beginnen Sie am äußersten rechten Punkt, schieben von dort aus die linke Hüfte nach hinten links und wieder in die Acht hinein. Lassen Sie sich von der langsamen Musik treiben und schließen Sie die Augen. Dann ist es leichter, die Figuren zu verinnerlichen.

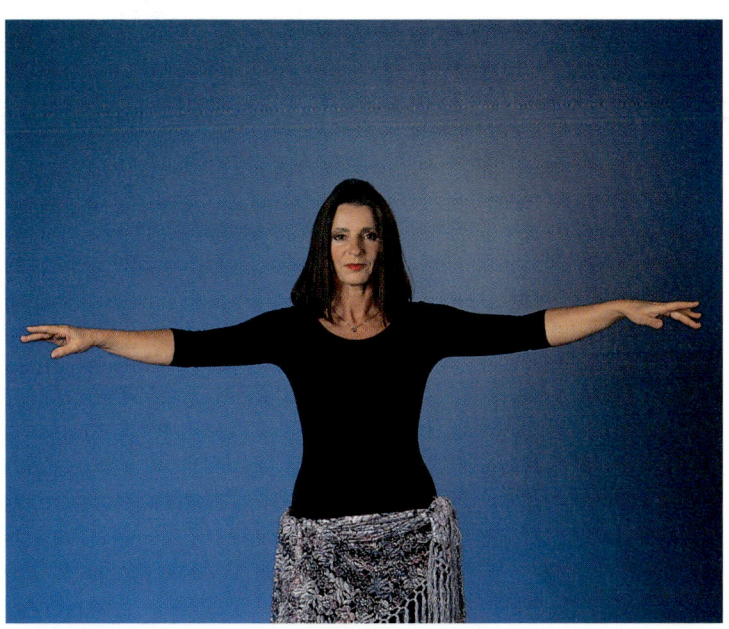

**Armhaltungen: Arme in Schulterhöhe heben...**

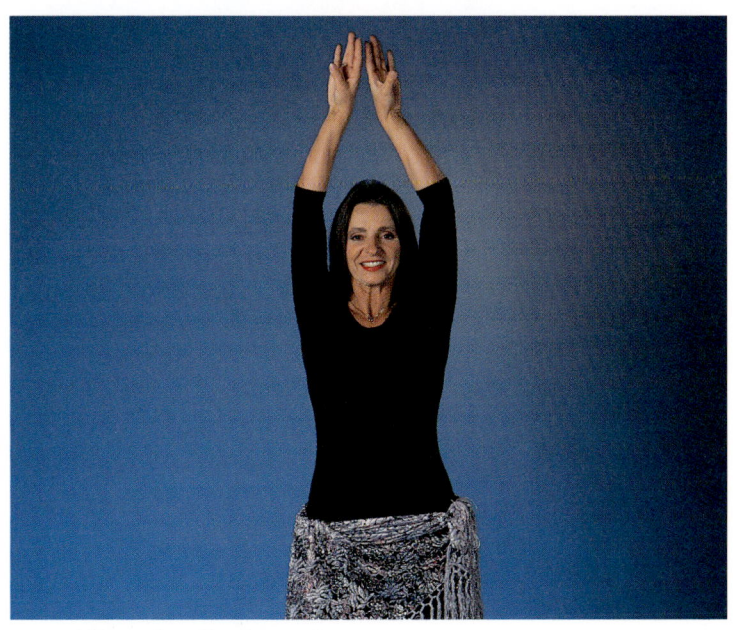

**...und über den Kopf strecken.**

Versuchen Sie, die **Arme** hinzuzunehmen. Heben Sie sie seitlich bis Schulterhöhe an, während Sie die Acht oder den Beckenkreis ausführen. Halten Sie sie einen Moment in dieser Position und führen Sie sie dann über den Kopf und langsam wieder zurück zu den Hüften.

Üben Sie immer wieder, möglichst jeden Tag, und gehen Sie nicht zu bald zur nächsten Unterrichtseinheit über.

## 2. Unterrichtseinheit

Tempo:   langsam
Figuren: Halber Beckenkreis rückwärts, ganzer Beckenkreis, Aufbau der Arm- und Handbewegungen

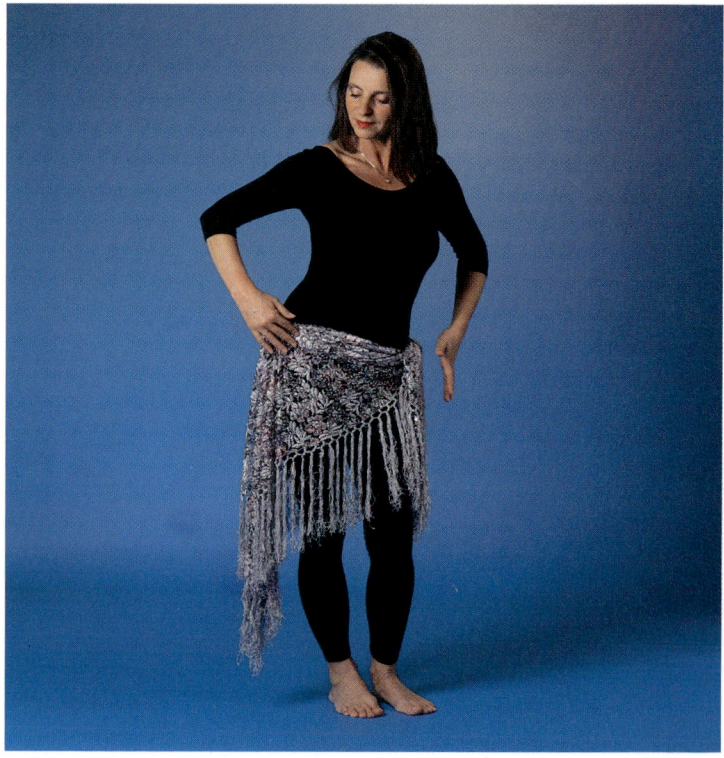

**Halber Beckenkreis rückwärts**

### Halber Beckenkreis rückwärts

*Vorbereitung*: Stehen Sie in der Grundhaltung. Legen Sie Ihre Handflächen wieder auf Bauch- und Beckenbereich.
Schieben Sie jetzt Ihre Hüfte von der linken Seite ganz nach hinten, wobei Sie den **Po** nicht herausstrecken dürfen, da Sie sonst im Hohlkreuz stehen. Der **Rücken** ist also für einen Moment lang leicht rund. Schieben Sie das **Becken** weiter nach rechts, so weit es geht nach außen – und wieder zurück. Trauen Sie sich, Becken und Po wirklich herauszuschieben. Wichtig ist, daß der **Oberkörper** dabei nicht nach vorne kippt, sondern gestreckt bleibt.
Lösen Sie die Hände vom Körper und heben Sie die Arme seitlich in Schulterhöhe. Wiederholen Sie den Beckenkreis rückwärts, bis sich die Bewegung automatisiert.

**4**

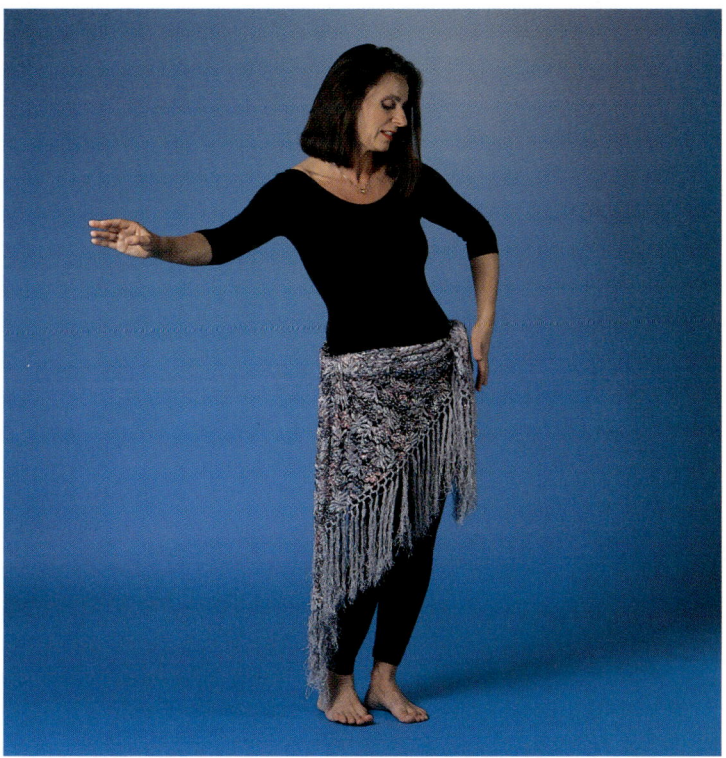

**Kreisen des Beckens**

## Ganzer Beckenkreis

*Vorbereitung*: Stehen Sie in den **Knien** vollkommen locker. Legen Sie kurz Ihre Handflächen auf Bauch und Becken, um die Wirbelsäule und den lockeren Bauch zu kontrollieren.

> *Anmerkung, auch für Fortgeschrittene*: Stehen die Füße breiter als ca. 5 bis 7 cm weit auseinander, verlieren die Figuren an Anmut und wirken schnell plump.

Beginnen Sie wieder links. Schieben Sie **Hüfte und Becken** im Kreis, aber schludern Sie nicht! Die Stationen »links«, »vorne«, »rechts« und »hinten« müssen passiert werden. Das Kreisen soll ohne Rucken oder Unterbrechung ablaufen. Denken Sie daran, daß Ihr **Oberkörper** ruhig bleibt. Ruhig Ein- und Ausatmen.

Nehmen Sie langsam die Hände vom Körper und heben Sie die Arme bis auf Schulterhöhe an.

Versuchen Sie gleich, den Beckenkreis auch von der rechten Hüfte aus zu beschreiben. Sie werden feststellen, daß Sie eine bevorzugte Seite haben. Um Einseitigkeit von vornherein zu vermeiden, ist es gut, so bald wie möglich im **Wechsel** zu beginnen.

## Aufbau der Arm- und Handbewegungen

> Arme und Hände sind ein eigenes, ganz wichtiges Kapitel. Um sie wirklich lebendig und nicht starr wirken zu lassen, benötigt es besondere Aufmerksamkeit und einen besonderen Übungsaufbau. Es genügt nicht, Ihre Bewegungen nur begleitend zu den einzelnen Figuren zu üben.

*Vorbereitung*: Heben Sie die Arme seitlich in Schulterhöhe und nehmen Sie die Schultern ein wenig zurück. Bemerken Sie, daß der Oberkörper sich öffnet? Halten Sie die Hände in einer angenehmen Spannung, nicht Anspannung. Beschreiben Sie mit Ihren Händen kleine Kreise nach außen. Das Kreisen geht vom Handgelenk aus, der Arm ist ruhig.

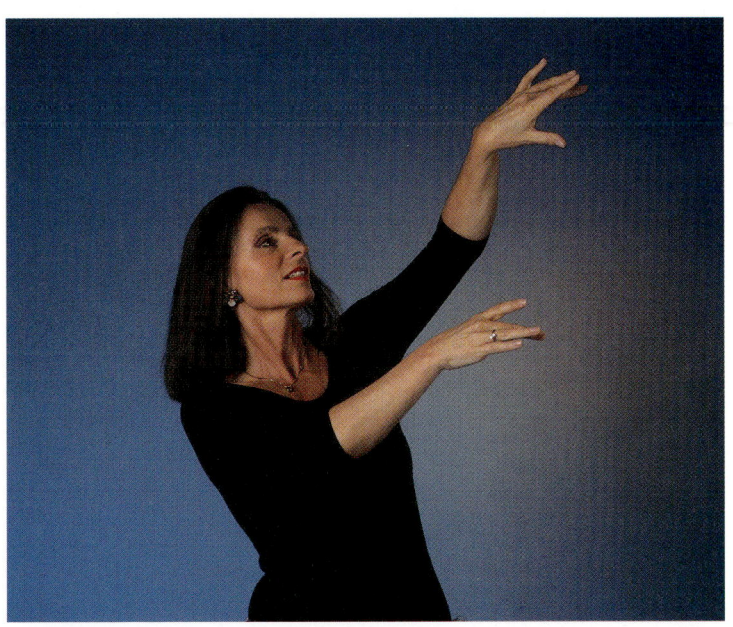

**Schauen Sie Ihre Hände und Finger an...**

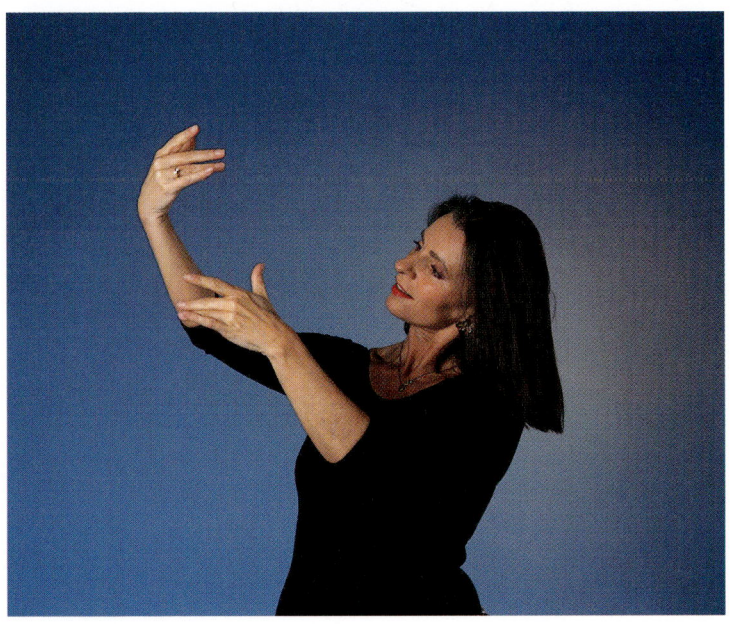

**...und formen Sie Figuren.**

Versuchen Sie jetzt, die Hände in die entgegengesetzte Richtung kreisen zu lassen. Schauen Sie Ihre **Hände und Finger** an, und formen Sie Figuren. Drehen und wenden Sie sie, als ob Sie sie gerade erst entdeckt hätten. Spielen Sie mit ihnen.

Beschäftigen Sie sich mit ihnen, und Sie werden merken, daß das, was Sie kreieren, Tanz ist. Die Bewegung der Hände wird ausdrucksvoll. Stellen Sie sich vor, Ihre Hände seien Schmetterlinge, die in Zeitlupe fliegen. Lassen Sie sie zum Beispiel zunächst seitlich, dann über den Kopf und wieder Richtung Hüften, zum Boden und wieder nach oben fliegen. Bewegen Sie die Finger in alle Richtungen, drehen Sie die Hände, werden Sie kreativ.

Nehmen Sie die Arme nun wieder seitlich der Hüften bzw. in Schulterhöhe oder über den Kopf und drehen Sie Ihre Hände im Handgelenk im Wechsel nach innen und nach außen. Kreisen Sie mit Ihren Händen im Rhythmus der Musik.

### Kombination

Beginnen Sie mit dem halben Beckenkreis rückwärts. Lassen Sie ihn kleiner und größer werden und führen Sie ihn langsam in einen großen Kreis, den ganzen Beckenkreis, über. Auch diesen beschreiben Sie mal größer, mal kleiner und kehren schließlich wieder zum halben Beckenkreis zurück. Lassen Sie die Bewegung fließen. Atmen Sie ruhig und tief ein und aus.

Nun können Sie einmal probieren, den **Beckenkreis vorwärts** miteinzufügen. Nehmen Sie jetzt die **Arme und Hände** hinzu, indem Sie die Arme seitlich neben den Hüften bis auf Schulterhöhe anheben und die Hände rhythmisch nach innen und außen drehen.

## 3. Unterrichtseinheit

Tempo:    mittel
Figuren:  Einfache seitliche Hüftakzente, Gehen im Takt

## Einfache seitliche Hüftakzente

Stehen Sie schon in der Grundhaltung? Denken Sie an einen Fußabstand von ca. 5 cm. Jetzt stoßen Sie die linke **Hüfte** nach links außen, als wenn Sie einen Gegenstand wegkicken wollten. Stellen Sie sich vor, daß Sie jemanden neben Ihnen mit der Hüfte kräftig anstupsen: »He, du da!«
Trauen Sie sich! Und jetzt die rechte! Kraftvoll! Machen Sie weiter, mal rechts, mal links. Achten Sie darauf, daß Sie die **Beine** nicht durchstrecken, sondern locker in den Knien stehen. (Probieren Sie es einmal bewußt mit durchgestreckten

**4**

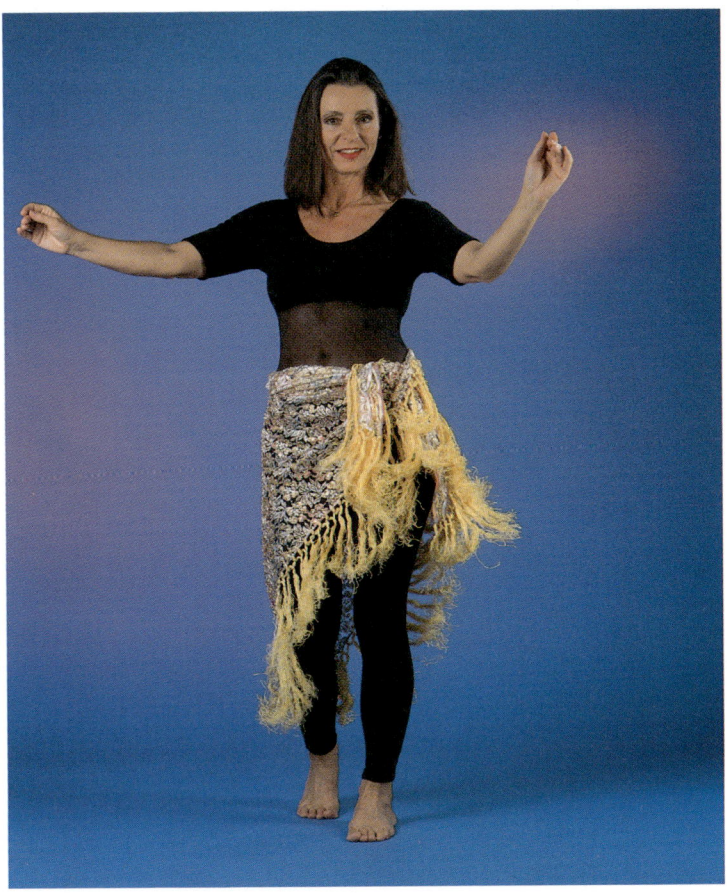

**Gehen mit seitlichen Hüftakzenten links**

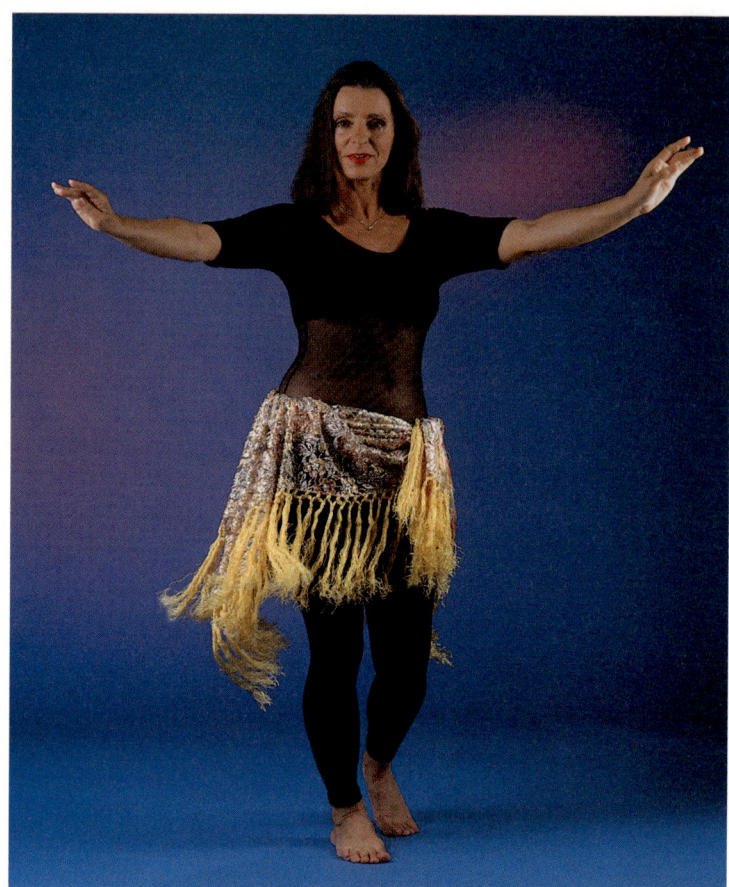

**Gehen mit seitlichen Hüftakzenten rechts**

Beinen. Sie merken sofort, daß die Hüften sich nicht richtig bewegen lassen.) Hören Sie auf den Rhythmus der Musik und versuchen Sie, mit geschlossenen Augen, mal sanft, mal stärker und auch mal richtig temperamentvoll zu kicken.

Beim **Seitkick** verlagert sich das Gewicht auf den jeweiligen Fuß. Lassen Sie den **Atem** ins Becken fließen. Wenn er nur bis zu den Schultern oder zu den unteren Rippen des Brustkorbes vordringen kann, verkrampft man nach kurzer Zeit. Es würde auch nicht helfen, den Atem anzuhalten. Versuchen Sie also locker zu lassen und schütteln Sie Ihren Körper immer mal wieder aus.

## Gehen im Takt

Nach einiger Zeit geht der **Rhythmus** vollkommen ins Blut. Das alles ist leichter gesagt als getan, sollten Sie aber schon einen ersten Anflug von Keßheit verspüren, gehen Sie einmal im Rhythmus durch den Raum. Spielen Sie mit Ihren Hüften und versuchen Sie, im Gehen die Hüften mal links, mal rechts kokett zu akzentuieren. Wenn Sie sich noch nicht danach fühlen, bleiben Sie am Platz und richten Ihr Augenmerk ganz darauf, die **Akzentuierung** zu intensivieren.

Läuft es aber gut, versuchen Sie einmal, den Hüftakzent zu **verdoppeln**, das heißt, führen Sie je zwei Kicks kurz hintereinander aus.

Lassen Sie uns wieder einmal auf die **Isolierung des Oberkörpers** achten. Die Arme können locker seitlich neben den Hüften hängen oder in Schulterhöhe bzw. gestreckt über dem Kopf gehalten werden. Nur lassen Sie die **Arme** niemals irgendwie herunterbaumeln, da Sie sonst Ihre ganze Körperspannung verlieren und Ihr Tanz kraftlos wirkt.

## Kombination

Hören Sie sich die Musik gut an, um **Rhythmus und Hüftakzente** gedanklich schon mal in Einklang zu bringen. Dann beginnen Sie. Bemühen Sie sich, den Takt genau zu treffen und die Akzente immer stärker zu betonen.

Versuchen Sie jetzt, ohne zu zählen, in den doppelten Hüftakzent zu kommen und wieder in den einfachen Hüftakzent zurückzuwechseln.

Gehen Sie schließlich wieder im Takt und kicken Sie die Hüften unbeschwert nach links und rechts.

## 4. Unterrichtseinheit

Tempo:   schnell, Trommelrhythmen
Figuren:  Pendelshimmy (Hüftpendeln), Brustshimmy, Hüft-
         shimmy

Der durchdringende Rhythmus von Trommelschlägen hat die Menschen seit jeher in ihren Bann gezogen oder in Trance und Ekstase versetzt. Trotzdem kann man schnelle Trommelrhythmen nur sehr schwierig mit Bewegungen des Körpers begleiten. Nur durch ein absolutes Lockerlassen und Entspannen erreicht man ein Zittern und Vibrieren der Hüften und des Oberkörpers. Die **Shimmys** sind ein besonders faszinierendes Merkmal des Orientalischen Tanzes.

### Pendelshimmy (Hüftpendeln)

Grundhaltung. Das Gewicht bleibt auf beiden Füßen gleich verteilt. Versuchen Sie, den Oberkörper ruhig zu halten. Denken Sie sich, das Becken wäre nur durch ein Gummiband mit dem Oberkörper verbunden. Es ist locker, die Knie dürfen nicht durchgestreckt sein. Die Arme hängen ebenfalls locker seitlich neben den Hüften, die Achseln sind frei.

Stellen Sie sich vor, wie die **Hüften** unabhängig vom **Oberkörper** auf- und abpendeln: die linke Hüfte hebt sich seitlich nach oben, wodurch sich die rechte etwas senkt. Überprüfen Sie nochmals die Knie, beugen Sie sie lieber noch etwas tiefer! Denken Sie an das imaginäre Gummiband. Lockern Sie die Hüften noch mehr und beschleunigen Sie das Pendeln.
Mit ziemlicher Sicherheit wird Ihr Körper zunächst überhaupt nicht reagieren. Nicht verzagen, es wird einige Zeit dauern, bis der Körper nachgeben kann. Schütteln Sie sich zwischendurch aus und beginnen Sie wieder von neuem. Atmen Sie dabei tief durch. Es kann manchmal bis zu einem Jahr und sogar länger dauern, bis sich der Körper an diese Bewegungen gewöhnt.

## Brustshimmy

Hierbei geht es um das Zittern des Oberkörpers bzw. des Busens. Es ist zu Anfang nicht leicht, sich über gewisse Hemmungen hinwegzusetzen. Wir verstecken unseren Busen oftmals und engen ihn durch die hängenden Schultern bzw. Arme ein. Es dauert lange, das Schamgefühl zu überwinden und stolz auf seine Brust zu sein. Haben Sie aber einmal diese Barriere überwunden, werden Sie die neue Freiheit – und sei es rein bewegungstechnisch – schätzenlernen.

*Vorbereitung:* Beginnen Sie, indem Sie Ihren **Oberkörper** tief vornüberkippen und in dieser Haltung durch Bewegen Ihrer Schultern Ihren **Busen** zum Schwingen bringen. Währenddessen richten Sie sich sehr langsam auf und öffnen dabei die Arme weiter und weiter. Sie werden feststellen, daß sich diese Bewegung zunächst nur bis zu einer bestimmten Höhe fortsetzen läßt. Lassen Sie sich dann wieder nach vorn fallen und beginnen Sie von neuem. Mit der Zeit wird dieser Punkt immer höher wandern. Dies ist ein Trick, durch wiederholtes Annähern die Steifheit im Oberkörper schneller zu überwinden.
Zählen Sie zu den Frauen, die davon überzeugt sind, ihr Busen sei nicht zu schütteln? Ich kann Ihnen versichern – es hat noch keinen gegeben, ob groß oder klein, der nicht zu schütteln war!

Die **Arme** sollten sich wieder locker seitlich in Schulterhöhe befinden, wobei der Oberkörper weit geöffnet ist. Nun versuchen Sie, den **Oberkörper bzw. den Busen** leicht zu schütteln, indem sie mit den **Schultern** Schwingungen erzeugen und beibehalten. Sie müssen lernen, mit minimaler Schulterbewegung maximale Schwingung zu erzeugen. Je ungeduldiger Sie werden, desto weniger funktioniert es. Auch bei Ihnen wird sich im Laufe der Zeit ein Erfolgserlebnis einstellen.

*Anmerkung*: Gerade beim Brustshimmy ist die Gefahr groß, daß der Eindruck leicht ins Ordinäre geht. Man sollte deswegen behutsam schütteln, insbesondere wenn man etwas kräftiger gebaut ist. Bleiben Sie mehr »innerhalb« des Körpers. Hat man etwas weniger Oberweite, kann man ruhig ein bißchen mehr aus seinem Körper herausgehen.

*Tip für Fortgeschrittene*: Rahmen Sie den Brustshimmy mit den Armen ein, indem Sie sie seitlich in Richtung Rippen leicht anwinkeln. Sie werden beobachten, daß Sie graziler wirken.

### Kombination von Pendelshimmy und Brustshimmy

Schütteln Sie sich erst einmal kräftig aus, so daß Sie wieder vollkommen locker und entspannt sind. Überprüfen Sie Ihre Haltung. Hören Sie auf den Rhythmus. Erst dann beginnen Sie mit den Hüften zu pendeln und versuchen, sich etwas im Tempo zu steigern. Wechseln Sie dann zum Oberkörper und schütteln Sie den Busen, um gleichzeitig das Becken zu entspannen. Probieren Sie immer wieder, von den Hüften auf den Oberkörper und zurückzuwechseln.

### Hüftshimmy

Der Hüftshimmy ist dem Pendelshimmy (Hüftpendeln) ähnlich, nur um einiges vibrierender. Das Pendeln orientiert sich am Takt. Unter Shimmy hingegen versteht man im allgemeinen ein außerordentlich schnelles Schütteln, das einem Zittern gleicht, eben mit Ausnahme des Pendelshimmys.

*Vorbereitung*: Stehen Sie locker und entspannt, in den Knien leicht gebeugt. Atmung beachten! Wiederholen Sie noch einmal kurz das Hüftpendeln, das heißt das stete Auf und Ab der linken und rechten **Hüfte**.

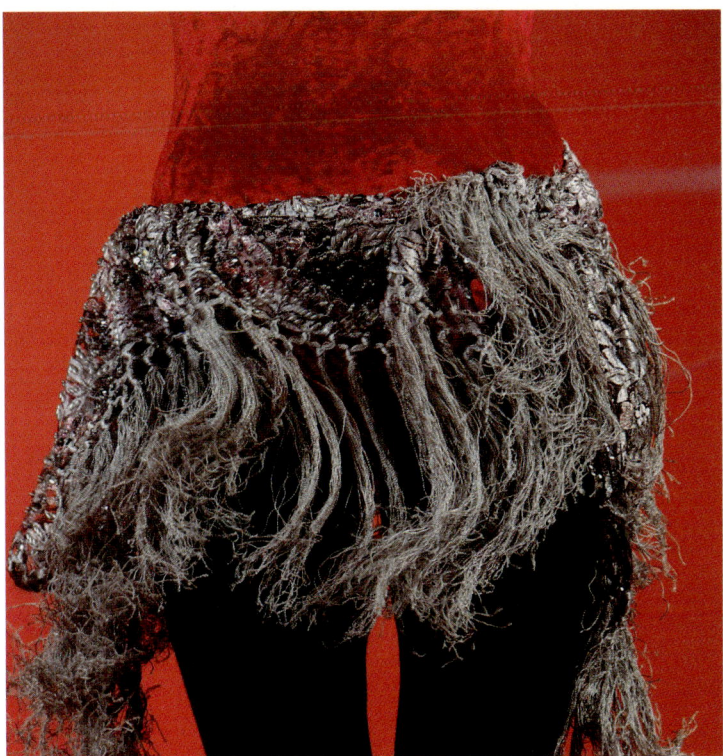

**Hüftshimmy: Lassen Sie alles locker!**

Versuchen Sie das Tempo zu beschleunigen. Achten Sie darauf, daß die **Knie** nicht durchgedrückt sind. Und immer wieder: Atmen Sie in den Beckenbereich, andernfalls kommt es zu Hüftstechen. Noch schneller werden! Nicht nachdenken! Irgendwann erreichen Sie einen Punkt, an dem Sie nur noch zittern können. Es braucht aber in der Regel eine lange Zeit, bis es klappt.

*Tip*: Wenn Sie merken, daß Ihnen der **Atem** wegbleibt und das Becken total verkrampft, atmen Sie stoßartig durch den geöffneten Mund aus, so daß die inneren Organe nach unten gedrückt werden. Sofort stellt sich eine völlige Entkrampfung des Beckens ein. Wenden Sie diesen Trick ruhig auch im Alltag an.

## 5. Unterrichtseinheit

Tempo:   langsam
Figuren:  Grundbewegungen der Arme und Hände, einseitiger Hüftkreis, Hüftschleife

### Grundbewegungen der Arme und fließende Hände

Arm- und Handbewegungen sind ein wichtiges Ausdrucksmittel des Menschen. Arme und Hände können berühren
und abweisen, verletzen und zärtlich sein. Sie können Bot-
schaften senden, ohne daß es eines gesprochenen Wortes
bedarf. Deswegen kommt ihnen auch im Tanz eine entspre-
chende Bedeutung zu.

> Gewöhnen Sie sich jetzt an, einen Fuß auf dem Fußballen
> ca. 10 cm weiter nach vorne zu stellen. Das Gewicht la-
> stet auf dem anderen Fuß. Sie haben somit eine **tänzeri-
> sche Haltung** eingenommen.

*Vorbereitung*: Sie heben die Arme wieder in einer angenehmen Spannung. Ich erinnere noch mal an das Zurücknehmen der Schultern und den Zwischenraum unter den Achseln. Schauen Sie sich Ihre **Hände** an. Ring- und Mittelfinger
sollen eine Art Einheit bilden, während die anderen Finger
locker, aber leicht unterschiedlich gehalten werden. Drehen
Sie jetzt Ihre Hände aus dem **Handgelenk** heraus nach innen und nach außen – immer wieder. Denken Sie daran, daß
sich Mittel- und Ringfinger möglichst locker nebeneinander
befinden, also nicht zusammengepreßt werden. Die übrigen
**Finger** sollten der Handdrehung erst leicht verzögert folgen.
Das ergibt eine wunderschöne fließende Bewegung.
Während die Hände ständig in Bewegung sind, sind die
**Arme** eher ruhig. Probieren Sie einmal, während sich die
Arme in Schulterhöhe weit öffnen, das Gefühl zu entwickeln
und zu verinnerlichen, die Arme wüchsen aus der Mitte
des Brustkorbes heraus und erstreckten sich weit über
die Hände und Finger hinaus. Dadurch erhalten Sie ein an-

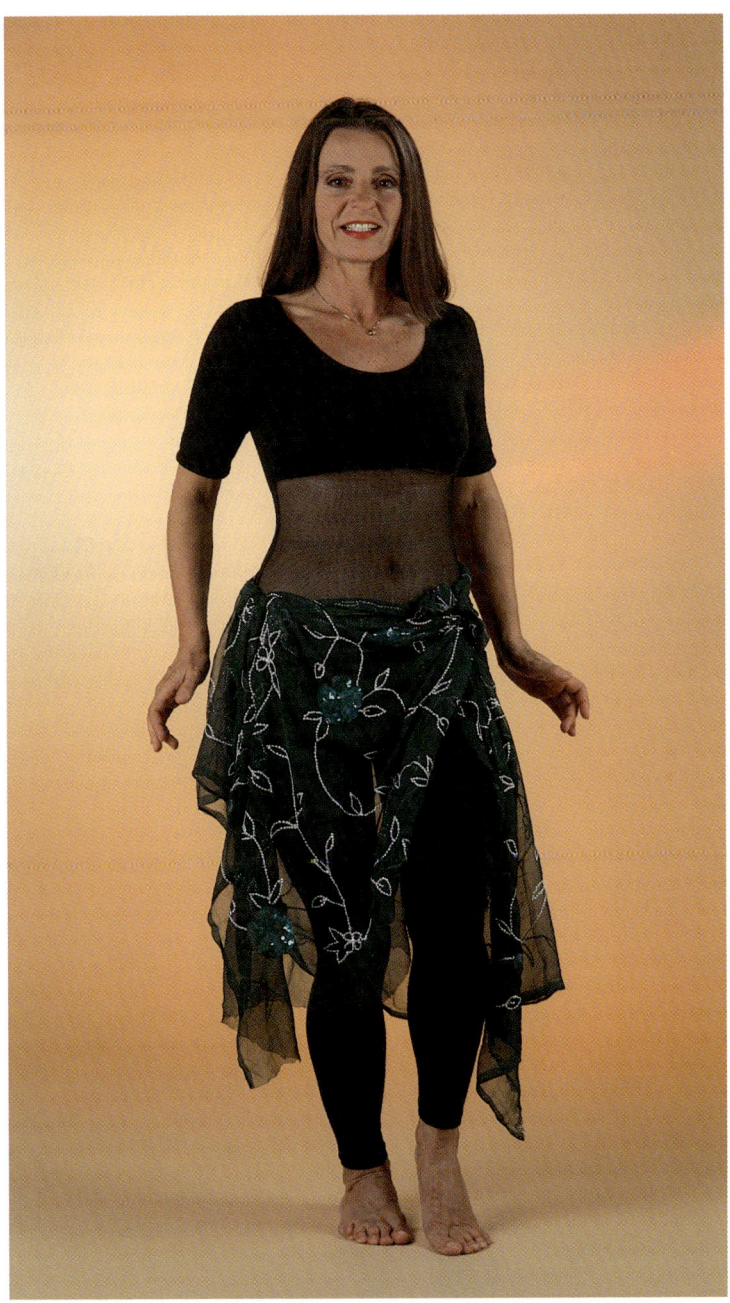

**Tänzerische Haltung: ein Fuß wird vorgesetzt.**

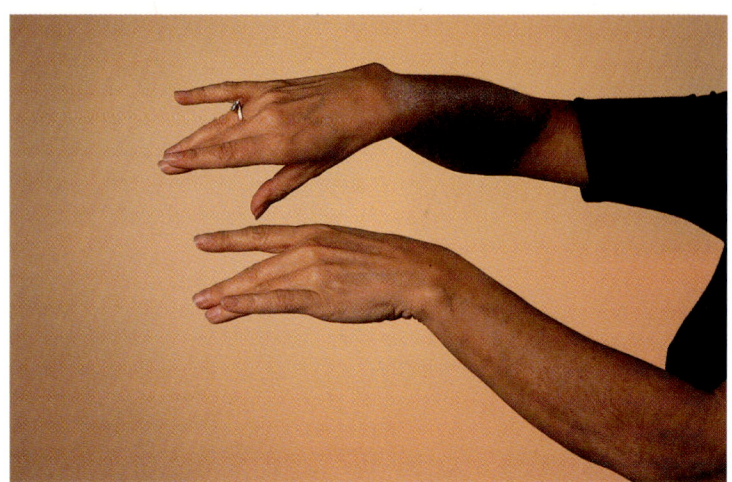

**Mittel- und Ringfinger liegen locker nebeneinander.**

deres Raumempfinden und entwickeln gleichzeitig Aus-strahlung.

> Versuchen Sie jetzt, Ihre Hände aus dem Handgelenk her-aus mit den Handflächen nach außen zu drücken. Ziehen Sie sie langsam ein wenig zurück und drücken Sie sie dann wieder nach außen.
> Wiederholen Sie diese Bewegung wieder und wieder. Sie werden merken, daß mit der Zeit eine **fließende Bewe-gung** zustande kommt. Das ist die Grundlage für alle Armfiguren.

Da fließende Hände sehr aufwendig sind, eignen sich die im folgenden beschriebenen, sehr komplexen Arm- und Hand-bewegungen hauptsächlich für langsame Figuren. Die vier Grundhaltungen können auch bei schnelleren Figuren einge-nommen werden, dann allerdings ohne fließende Hände.

### 1. Variante (1. Grundhaltung, auch Standhaltung)

Lassen Sie die Arme seitlich neben den Hüften sinken. Die Arme bleiben leicht angewinkelt und etwas nach hinten ge-

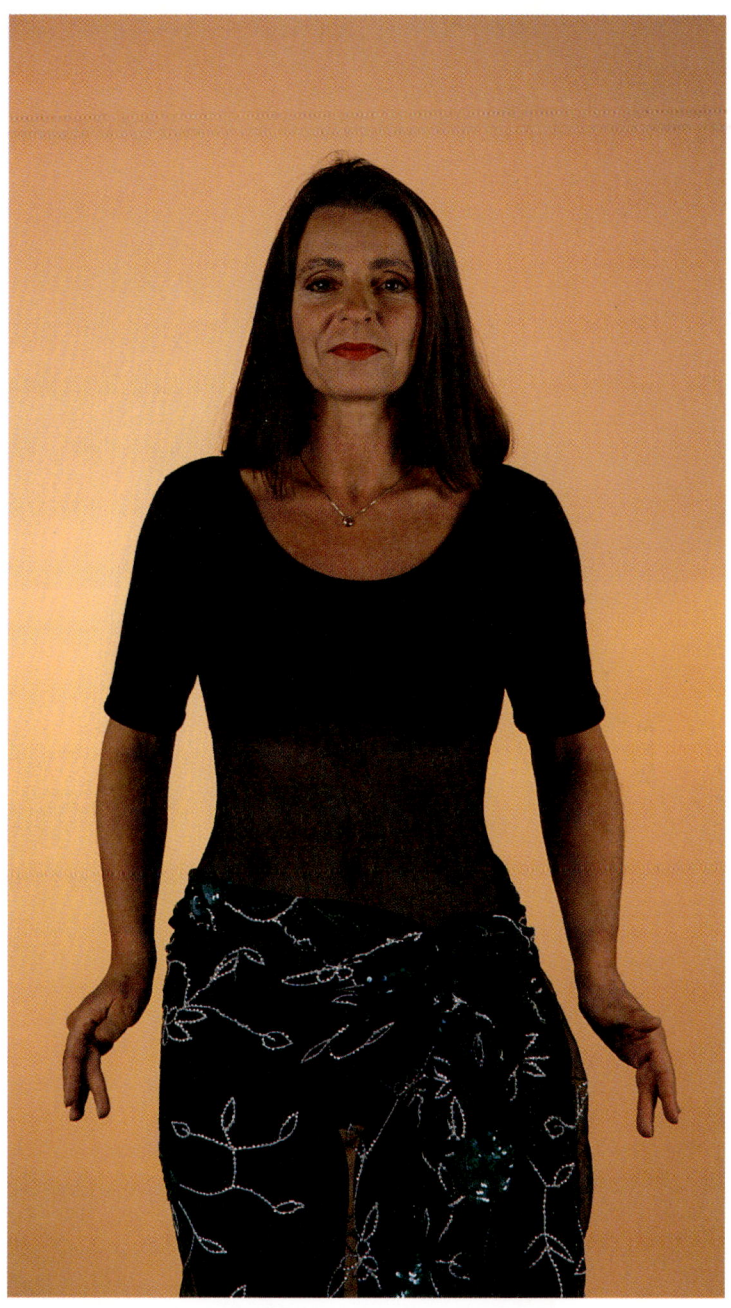

4

**1. Variante (1. Grundhaltung, auch Standhaltung)**

nommen. Die **Schultern** sind leicht zurückgenommen, der **Hals** ist gestreckt. Die Handflächen bleiben zu den Hüften gerichtet. Lassen Sie nun die Hände fließen.

### 2. Variante (2. Grundhaltung)

Die Arme werden seitlich in Schulterhöhe angehoben. Die **Ellenbogen** zeigen leicht nach oben. Die Handflächen sind nach unten gerichtet. Die Arme gehen bei der fließenden Bewegung der Hände leicht mit.

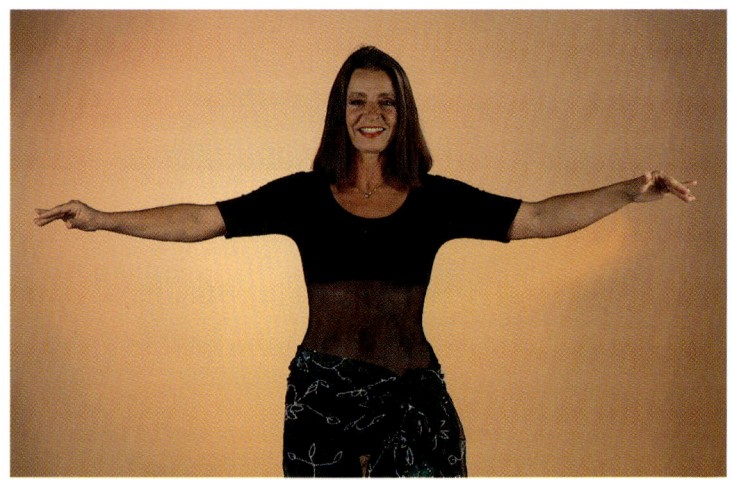

**2. Variante (2. Grundhaltung)**

### 3. Variante (3. Grundhaltung)

Heben Sie die Arme ohne Handbewegungen in Richtung Kopf. Die Handflächen zeigen nach unten. Strecken Sie die Arme weit über den **Kopf**, wobei sich die Handrücken über dem Kopf fast berühren. Lassen Sie die Arme und den Körper gestreckt und atmen Sie weiter. Schauen Sie jetzt auf Ihre **Hände**, indem Sie den Kopf leicht zurücknehmen. Drehen Sie Ihre Hände so, daß die Handflächen zueinander gerichtet sind, und lassen die Hände wieder fließen. Nicht die Ring- und Mittelfinger vergessen, die sich meistens leicht berühren.

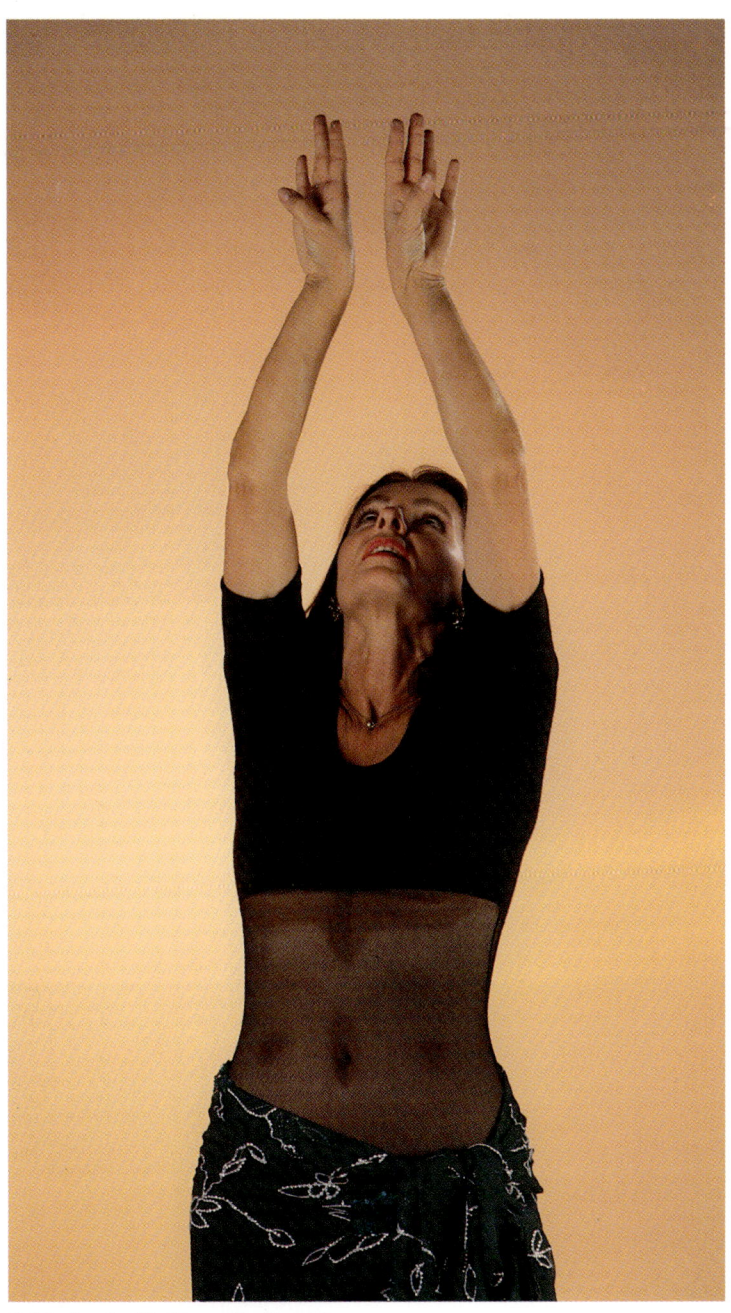

4

**3. Variante (3. Grundhaltung)**

### 4. Variante

Ihr Blick verfolgt die fließenden Hände, während sie sehr langsam vor dem Kopf herabgleiten. Vergessen Sie nicht, ruhig ein- und auszuatmen. Während des **Sinkens** atmen Sie lange und vollständig aus. Spüren Sie, wie damit gleichzeitig der Körper sinkt? Das intensiviert die Bewegungen. Denn diese sollen eine Einheit mit Ihrem Körper bilden, damit die Energie strömen kann. Die Hände wandern vor der Brust

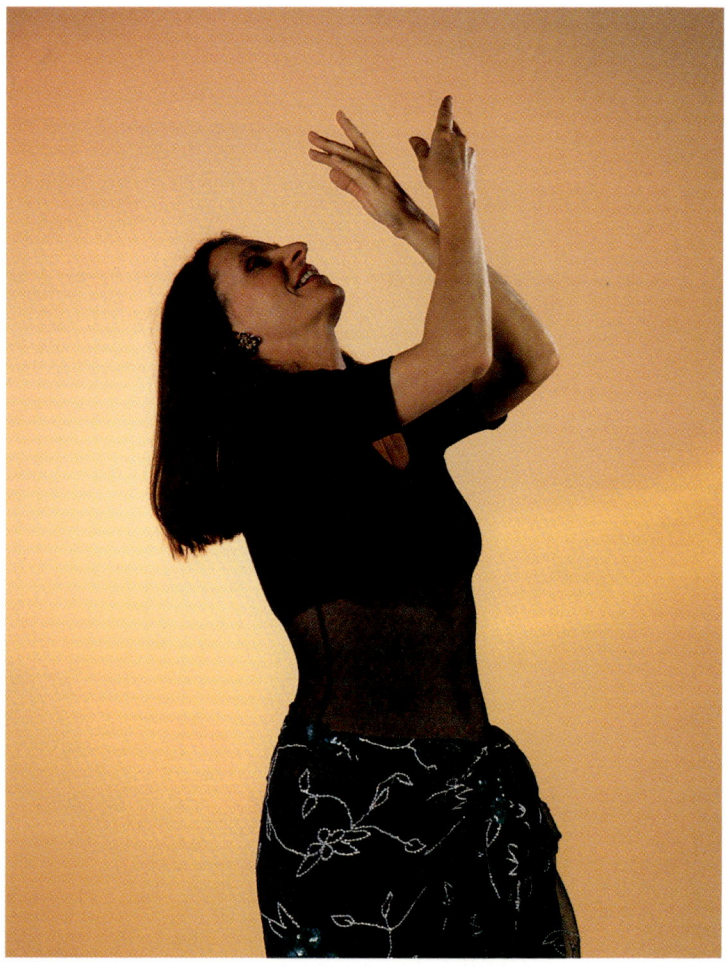

4. Variante

zum Becken – schauen Sie ihnen hinterher – und kehren seitlich neben die **Hüften** zurück.

## 5. Variante

Lassen Sie die Hände neben den Hüften fließen und führen Sie sie dann seitlich in **Schulterhöhe**. Dabei auch die leicht nach oben gerichteten Ellenbogen beachten.
Führen Sie nun die Arme mit den fließenden Händen lang-

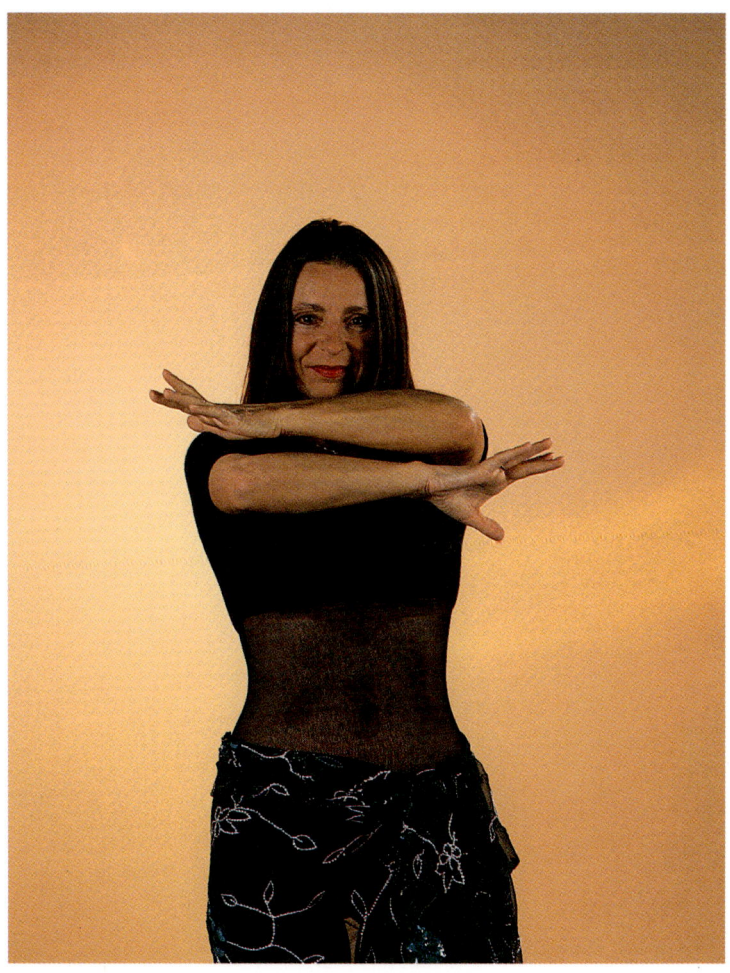

**5. Variante**

sam vor der **Brust** so zueinander, daß sich die Arme über-kreuzen und sich Ihre Unterarme schließlich vor der Brust übereinander und in einer Linie befinden.

Greifen Sie wieder die Bewegungen aus den Handgelenken auf und ziehen Sie die Arme auf dieser Linie wieder ausein-ander, und zwar so, daß zuerst die **Oberarme** in eine Linie mit den Schultern gebracht werden und sich die **Unterarme** dann in einem Halbkreis öffnen.

Wiederholen Sie diese letzten beiden Varianten und versu-chen Sie, sie als ein Spiel voller Sinnlichkeit zu empfinden!

### 6. Variante (4. Grundhaltung)

Von den beiden seitlich gestreckten Armen ziehen wir einen seitlich über den **Kopf** hoch und lassen den anderen seitlich

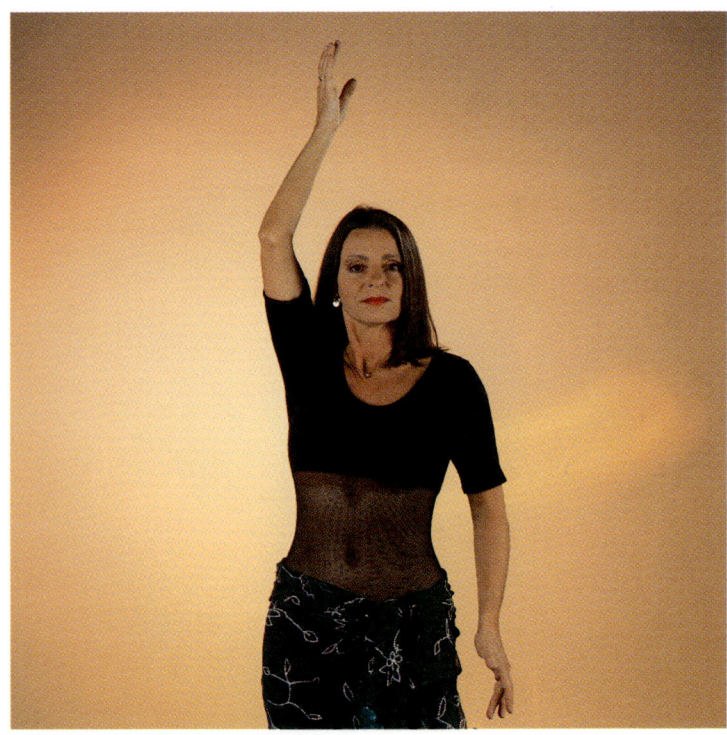

6. Variante (4. Grundhaltung)

zur **Hüfte** sinken. Die Handfläche des nach oben gestreckten Armes steht senkrecht zum Haarscheitel gewandt, die
andere zeigt zur Hüfte. Jetzt beginnen Sie mit fließenden
Handbewegungen und richten dabei ab und zu den **Blick**
auf die Hand an der Hüfte.

### 7. Variante

Lassen Sie die über den Kopf gehobene Hand fast senkrecht neben die **Schläfe** sinken, während der andere Arm
seitlich neben der Hüfte mit nach unten gerichteter Handfläche vollkommen ruhig in **Schulterhöhe** gehoben wird.
Erst dann beginnen Sie damit, diese Hand zart fließen zu lassen.
Es gibt noch viele Möglichkeiten mehr, die sich oft erst aus
einer bestimmten Figur heraus kreieren lassen. Die sieben

**4**

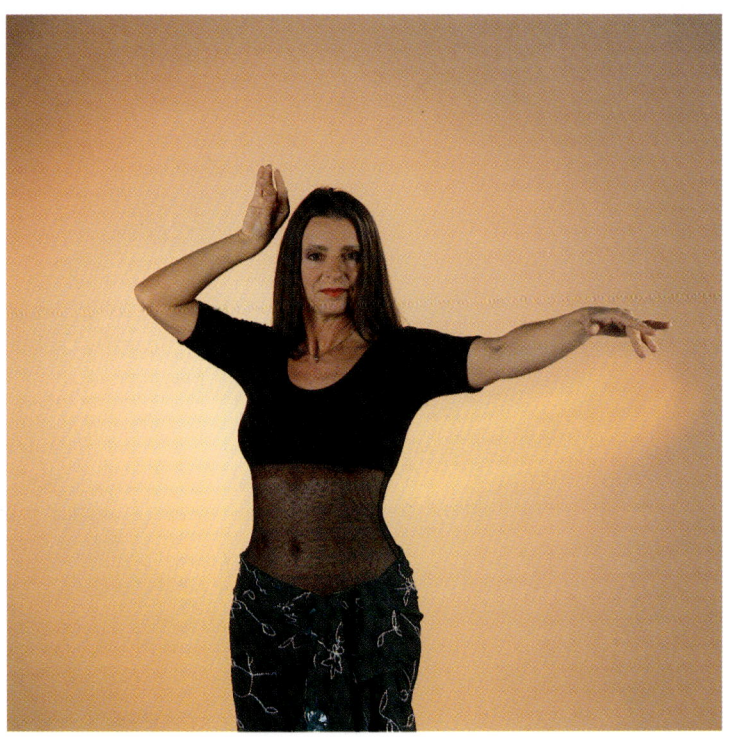

**7. Variante**

besprochenen Variationen bilden jedoch eine solide Grundlage.

> Sie werden sicherlich öfter das Gefühl haben, daß die Arme im nächsten Moment abbrechen. Schütteln Sie sie dann kräftig aus. Das Lernen wird Mühe kosten, aber Ausdauer lohnt sich. Üben Sie diese Armhaltungen immer wieder eigenständig und isoliert von den anderen Figuren.

Ein Verzicht auf das Zusammenspiel von Armen und Händen ist bei sämtlichen asiatischen und insbesondere beim Orientalischen Tanz gar nicht denkbar. Im Gegenteil, eine Tänzerin, die ihren Körper vielleicht wunderschön bewegen kann, aber die Hände und Arme vernachlässigt, verspielt den Gesamteindruck. Letztendlich verfeinern die Arm- und Handbewegungen des Tanzes auch unsere alltägliche Gestik, machen sie weicher und ausdrucksstärker.

Lassen Sie nun aber die Hände und Arme ruhen, damit Sie sich bei den nächsten beiden Figuren ausschließlich der Beckenbewegung widmen können.

### Einseitiger Hüftkreis

Diese Figur ist eine sehr sinnliche und ausdrucksvolle Bewegung und wirkt bei langsamer Musik in Kombination mit Armbewegungen besonders anmutig.
Konzentrieren Sie sich auf Ihre linke **Hüfte** und stellen Sie Ihren linken Fuß auf den Ballen, etwa zehn Zentimeter nach vorne. Der rechte Fuß ist das **Standbein**, das heißt, er ist voll belastet. Stehen Sie locker und im rechten Knie leicht gebeugt. Achten Sie auf den Oberkörper, der wieder ruhig bleiben soll. Denken Sie sich eine **Ellipse**, die schräg in der Luft liegt, ihr höchster Punkt ist auf der Seite, und die Sie nun mit der linken Hüfte nachziehen.
Schieben Sie die Hüfte leicht rückwärts auf die Bahn und kreisen Sie schräg. Das heißt, die Hüfte steigt auf ihrem Weg

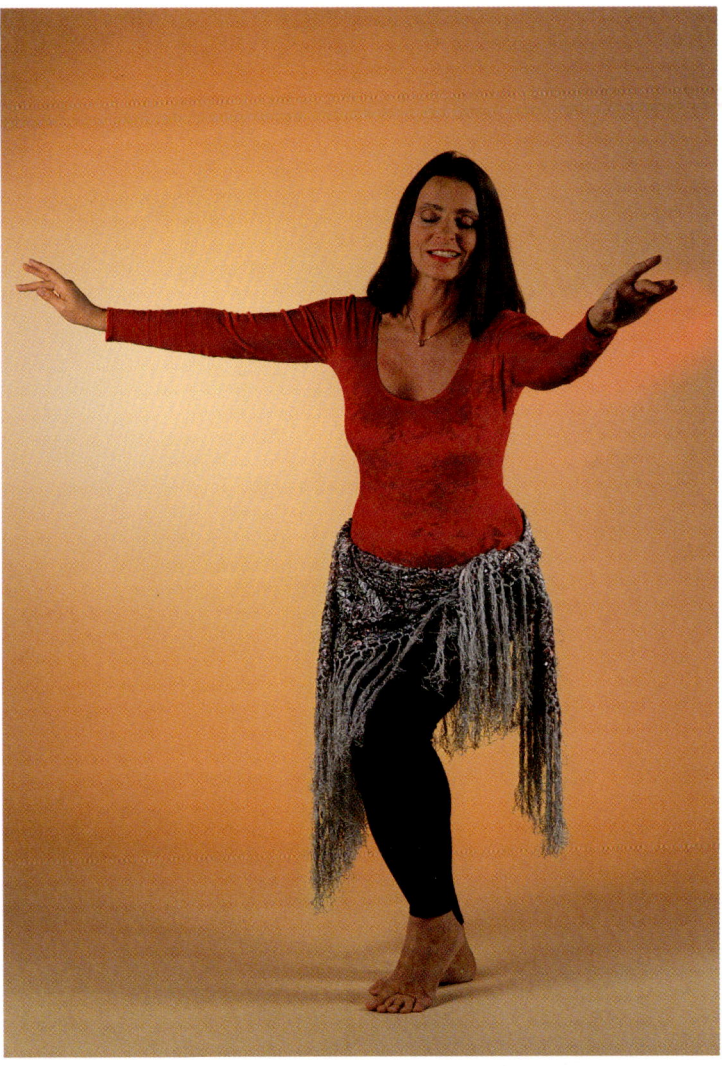

**Einseitiger Hüftkreis links: Mit der linken Hüfte schräg nach hinten...**

von hinten nach vorn nach oben. Ihren höchsten Punkt erreicht sie auf der Seite, zieht weiter schräg nach vorne und wieder abwärts zur Ausgangsposition. Von dort aus gleich weiterkreisen, ohne die Beugung des Knies aufzugeben.
Um auf die rechte Hüfte zu wechseln, setzen Sie den linken

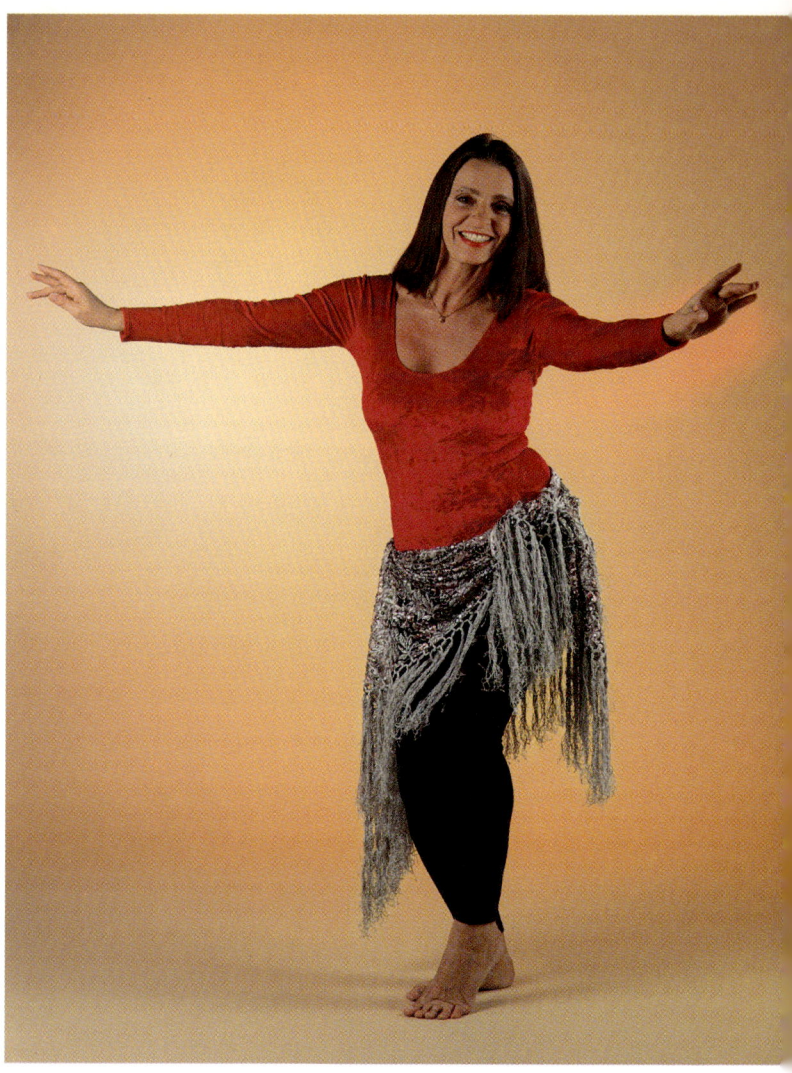

**...nach oben, zum höchsten Punkt,...**

Fuß nach Beendigung des Kreises zurück, setzen den rechten Fuß auf dem Fußballen vor und beginnen mit der rechten Hüfte und linkem Standbein.

Falls Sie keine Obacht auf Ihre **Atmung** gegeben haben, holen Sie es jetzt nach. Versuchen Sie, den Atem tief bis ins Becken hinein zu spüren.

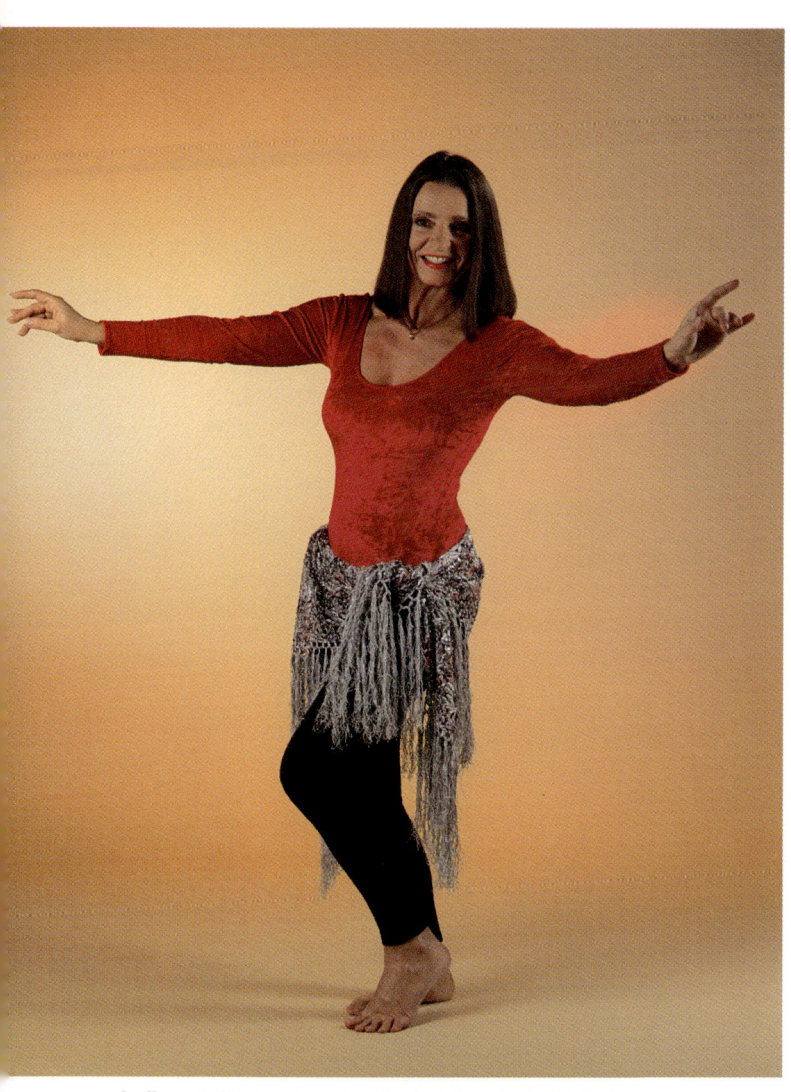

**. . . schräg nach vorne, und wieder abwärts kreisen.**

Nehmen Sie jetzt Ihre **Arme** mit hinzu. Probieren Sie zum Beispiel die vierte Grundhaltung, wobei der Arm auf der Seite des Hüftkreises unten sein muß. Und noch etwas: Schauen Sie der kreisenden Hüfte hin und wieder nach, und Sie werden merken, daß sich der Kreis dabei vergrößert und die Bewegung viel ausdrucksvoller wird.

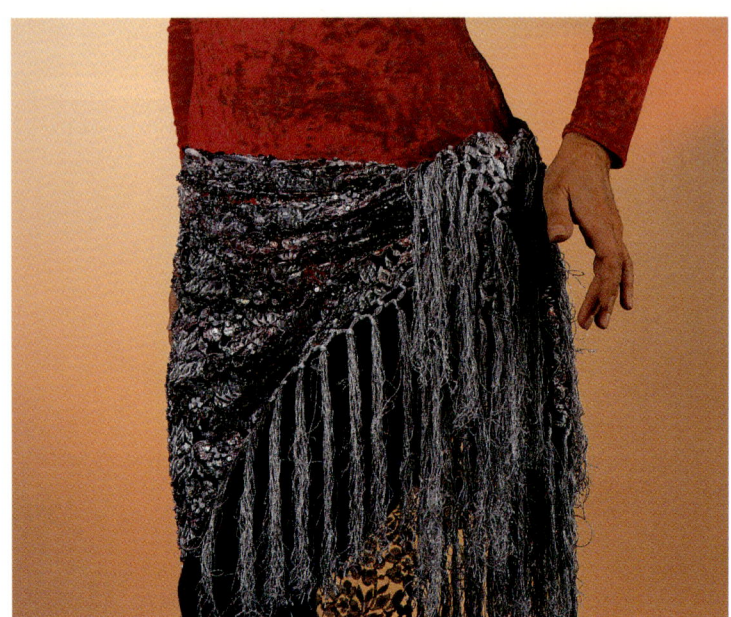

**Noch einmal im Detail: 1. Hüfte nach hinten**

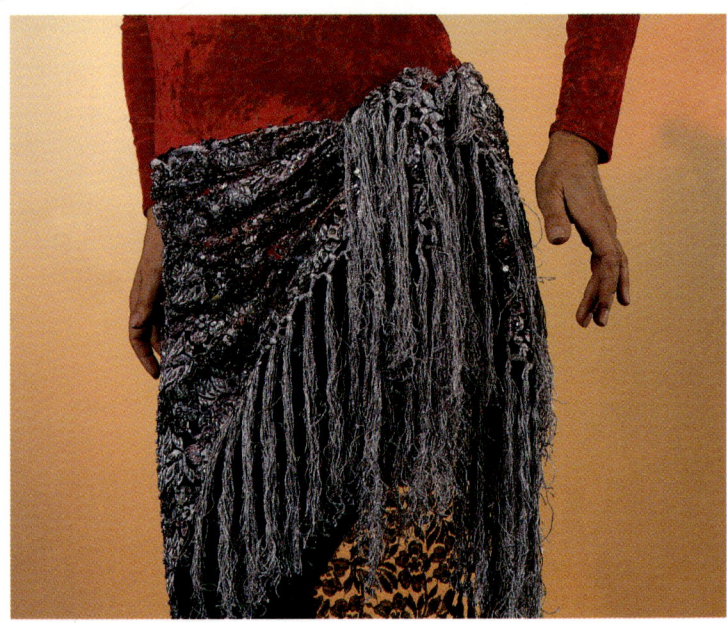

**2. Hüfte nach oben**

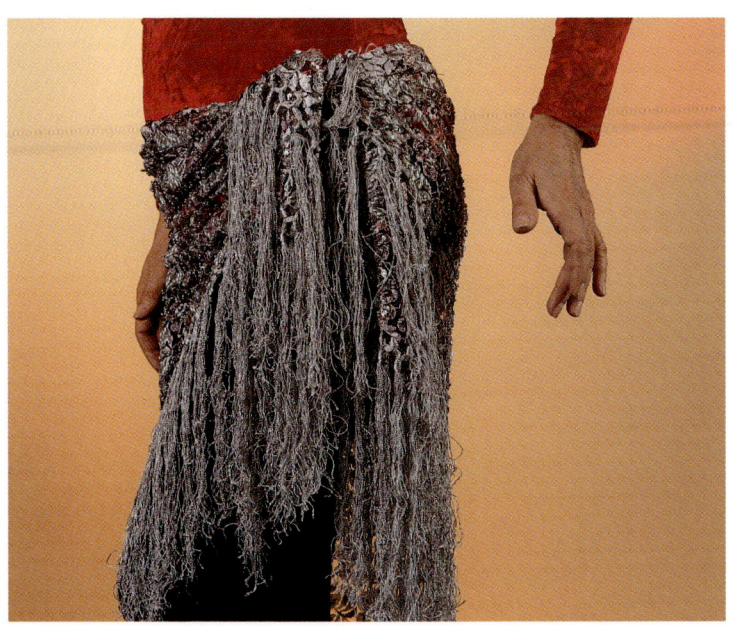

**3. Hüfte nach vorne**

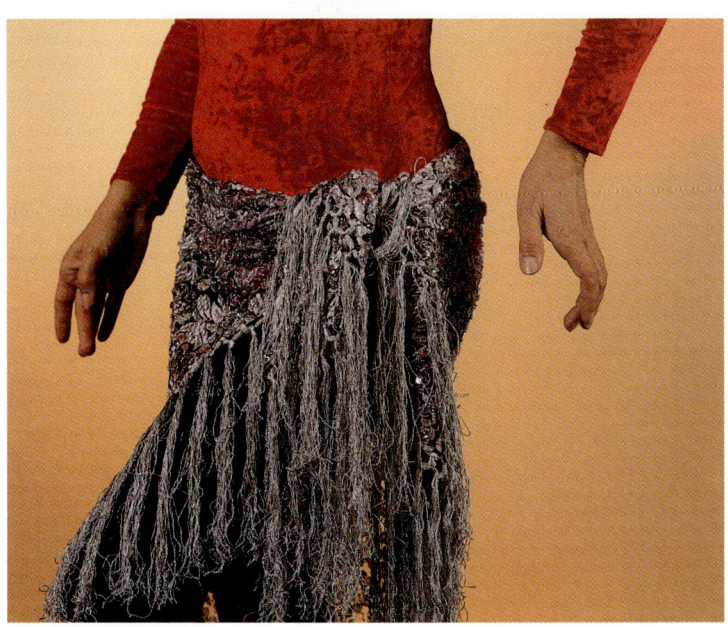

**4. Hüfte abwärts**

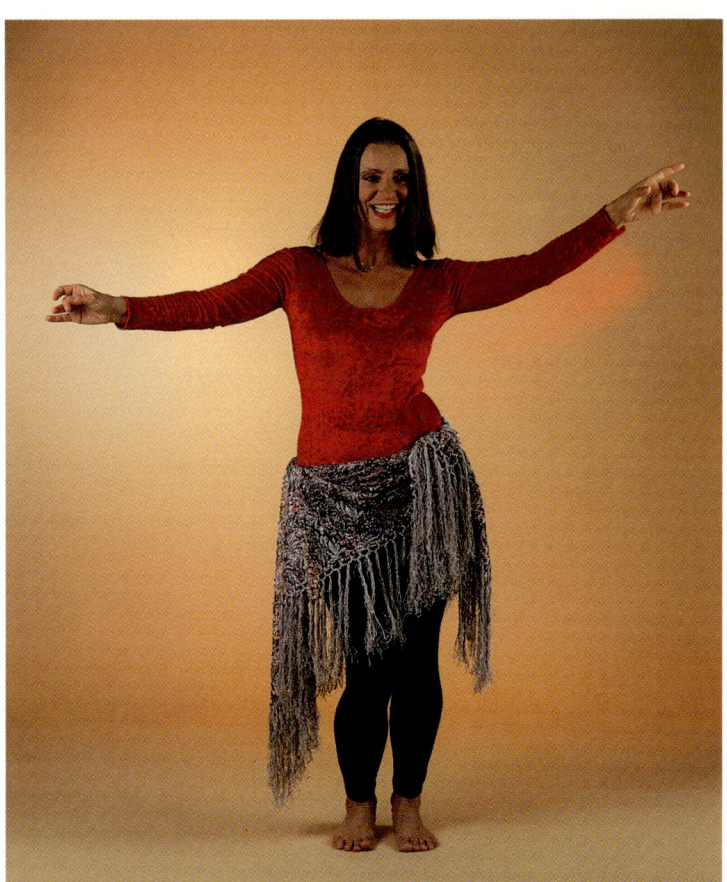

**Hüftschleife links**

## *Hüftschleife*

Stehen Sie locker in den Knien, wobei beide Füße gleichmäßig belastet sind. Stellen Sie sich eine Acht vor, die aber dieses Mal hochkant liegt – eine derartige Bewegung erfordert die Hüftscheife. Sie muß ausgeführt werden, als würden Sie zwischen zwei Mauern stehen, die so eng sind, daß Sie sich nur seitlich bewegen können.

Schieben Sie also die linke **Hüfte** seitlich leicht nach unten und nach außen, dabei wird automatisch der linke Fuß belastet. Dann ziehen Sie die Hüfte auf der Kreisbahn weiter

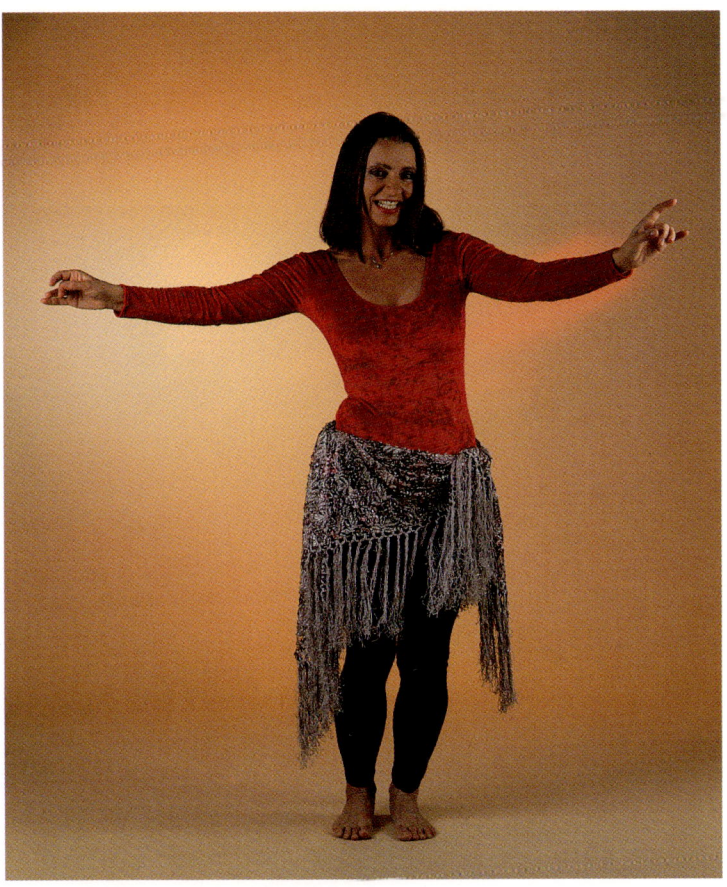

**Hüftschleife rechts**

nach oben. Nicht vergessen: Sie können die Hüften weder vorwärts noch rückwärts schieben! Simultan zum Senken wird zur **Körpermitte** und darüber hinaus geschoben, und dabei wechselt das Gewicht auf den rechten Fuß. Anfangs neigt man dazu, die Schleife durch ein Auf und Ab der Fersen zu erzeugen. Die **Fersen** sollen jedoch fest auf dem Boden bleiben. Die rechte Hüfte ist noch unten. Beginnen Sie jetzt, die rechte Hüfte so weit wie möglich nach rechts außen, im Kreis nach oben und wieder zur Körpermitte zu bringen. Arbeiten Sie darauf hin, daß alles ganz geschmeidig abläuft.

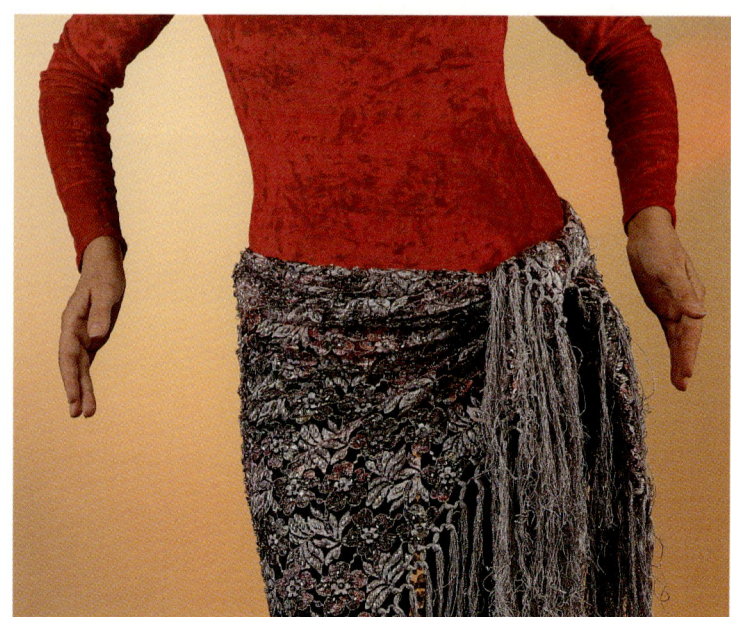

**Beginn der Hüftschleife nach links: von der rechten Hand weg**

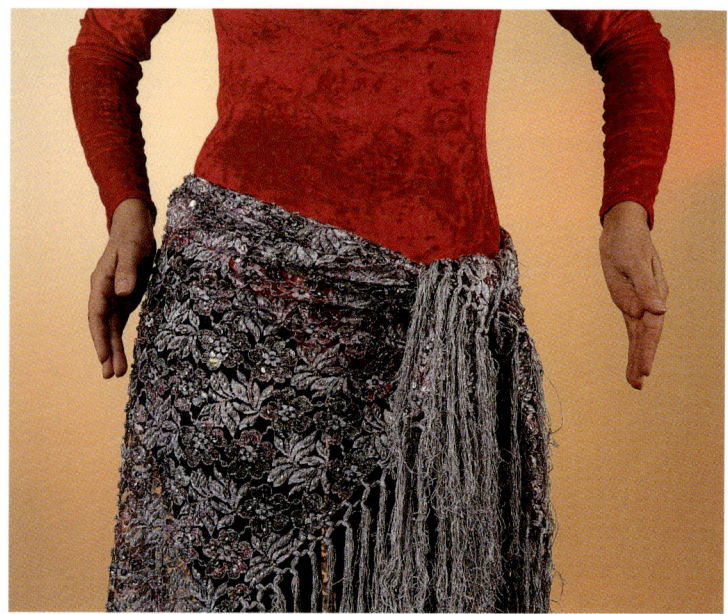

**Beginn der Hüftschleife nach rechts: von der linken Hand weg**

Nehmen Sie die **Arme** in erster oder zweiter Grundhaltung hinzu. Atmen Sie tief ein und aus, um locker zu bleiben, und schütteln Sie sich immer wieder aus.

## *Kombination*

Sind Sie schon mit der langsamen Musik vertraut?

Begeben Sie sich wieder in einen lockeren und geerdeten Stand, setzen Sie den linken Fuß auf dem Ballen vor und führen Sie den einseitigen Hüftkreis jeweils viermal erst auf der einen, dann auf der anderen Seite aus. Arme nicht vergessen!

Wenn jetzt die Hüftschleife angefügt wird, funktioniert der **Wechsel** wie folgt: Sie setzen den rechten Fuß nach Beendigung des rechten Hüftkreises wieder neben den anderen und schieben sofort die linke Hüfte tief seitlich nach unten und führen sie links in die Schleife ein. Wiederholen Sie auch diese viermal. Beginnen Sie beim einseitigen Hüftkreis rechts, beginnen Sie die Hüftschleife natürlich, indem Sie den linken Fuß zurücksetzen und die rechte Hüfte nach rechts führen.

Zu den **Armen**: Wenn Sie den einseitigen Hüftkreis ausüben, halten Sie die Arme in der vierten Grundhaltung. Bei der Hüftschleife hingegen wählen Sie eine der anderen drei Grundhaltungen.

*Tip für Fortgeschrittene* zur **Synchronisation** der Arm- und Körperbewegungen: Beim Vollziehen des ersten Schwungs der Schleife auf die andere Seite verändern die Arme ihre Position, so daß sie die neue im Moment des Richtungswechsels des Beckens bereits erreicht haben. Umgekehrt geht es folgendermaßen: Mit dem letzten Schwung der Schleife bringen Sie die Arme in die neue Haltung. Dabei übt der Arm, der nach oben genommen wird, durch eine intensive Streckung eine Hebung des Körpers aus, mit der das Voranstellen des Fußes einhergeht.

## 6. Unterrichtseinheit

Tempo:   langsam, mittel
Figuren:  Schlichte fließende Arme, Hüftdrop

### Schlichte fließende Arme
langsames und mittleres Tempo

Bei mittleren und schnellen Rhythmen tanzt man schlichte Arm- und Handbewegungen, die auch für langsame Stücke sehr geeignet sein können. Sie besitzen einen sehr eigenen Charakter, wenn man sich der Kraft bewußt ist, welche beseelte Arme und Hände auszudrücken vermögen und welche Intensität sie dem Tanz verleihen können.

*Vorbereitung*: Stehen Sie in der Grundstellung locker und

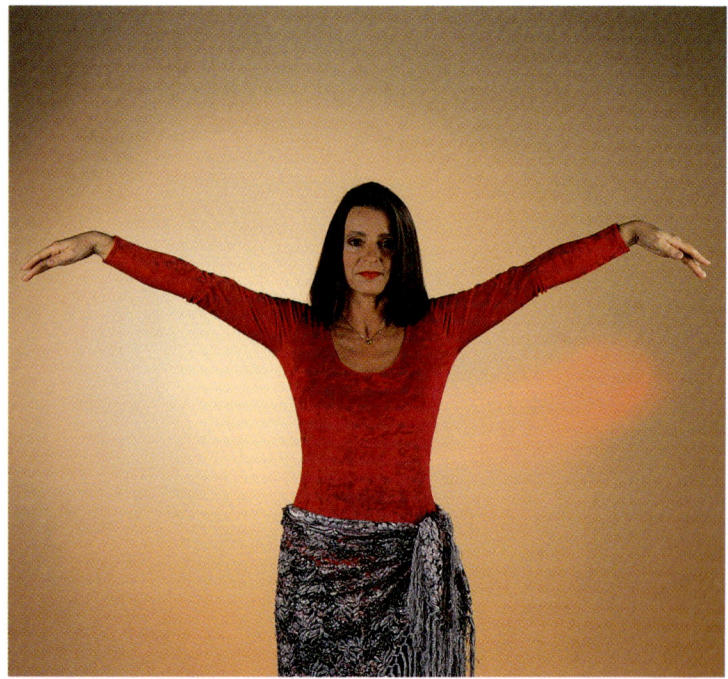

**Anheben der Arme**

entspannt mit einem Fuß vorgesetzt (**Standposition**). Die Schultern gehen leicht zurück, der Hals ist gestreckt. Die Arme hängen mit Raum unter den Achseln locker seitlich neben den Hüften, die Handflächen zu den Hüften gerichtet.

Beginnen Sie mit einem leichten Anheben der Arme. Die **Ellenbogen** sind wieder etwas nach oben gerichtet, die Finger zeigen zum Boden. Stellen Sie sich vor, Sie haben riesige runde Wasserbälle unter den Armen. Führen Sie nun die Arme seitlich über die Schultern hinaus über den **Kopf**. Strecken Sie sich dabei und spüren Sie, wie Sie wachsen. Öffnen Sie den Oberkörper und atmen Sie tief ein. Führen Sie die gestreckten Arme und Hände weit über dem Scheitel mit den Handrücken zusammen. Zeichnen Sie beim Hochführen der Arme einen **Kreis** in die Luft. Beim Heben der Arme streichen Sie diesen Kreis zart von innen mit den Handrücken, beim Senken mit den Handflächen. Wiederholen Sie die Bewegung öfter.

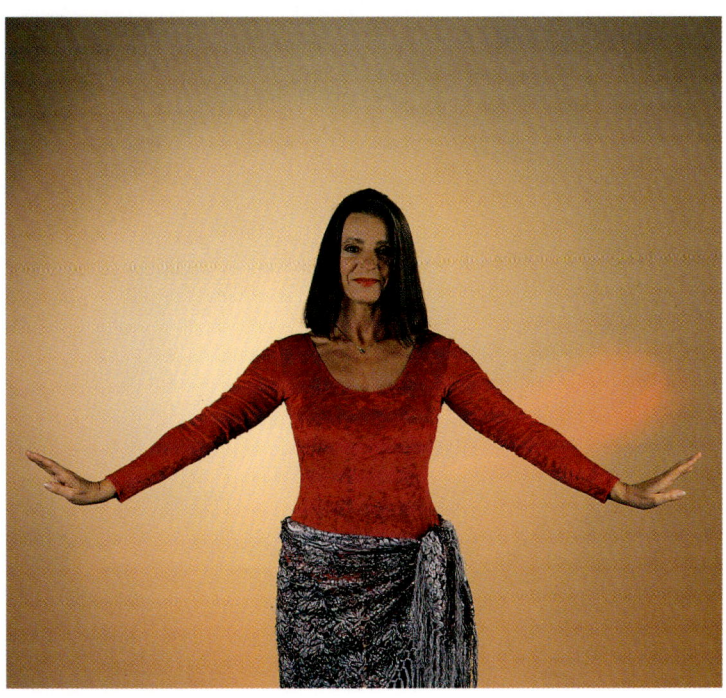

**Senken der Arme**

## 1. Möglichkeit

Heben Sie vorerst nur den rechten Arm. Der linke bleibt neben der Hüfte, während der rechte bis über den Scheitel nach oben zieht. Bleiben Sie kurz so stehen. Nun lassen Sie

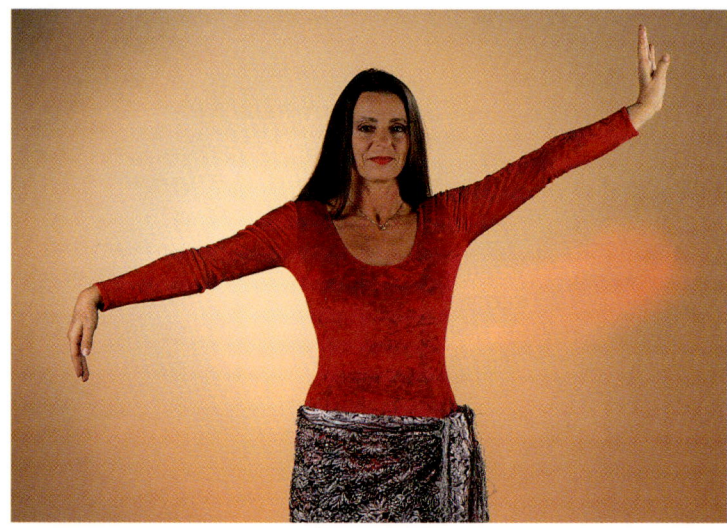

**1. Möglichkeit**

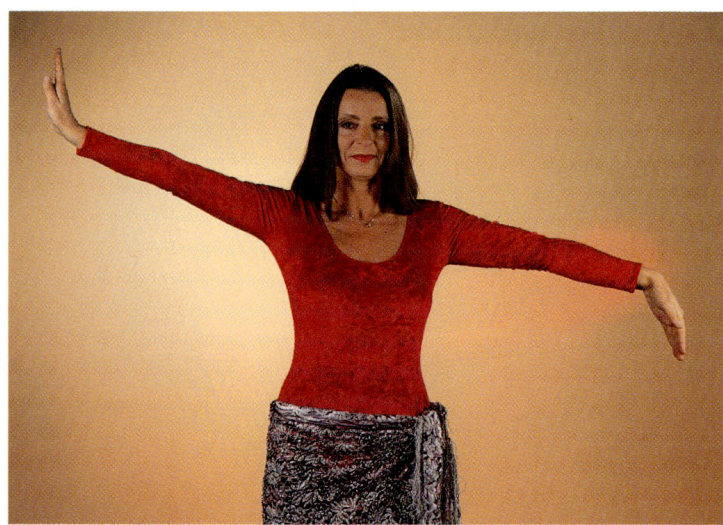

**Beide Arme gleiten lassen, bis sie eine Linie bilden.**

den oberen Arm nach unten und den anderen nach oben gleiten, aber so, daß beide Arme von der einen bis zur anderen Hand zu jedem Zeitpunkt eine Linie bilden. Das bedeutet, daß sie für einen Moment gleichzeitig in Schulterhöhe sind. Rufen Sie sich den Kreis aus der Vorbereitung ins Gedächtnis und streichen Sie mit den Händen entsprechend an diesem Bogen entlang.

Ist der andere Arm oben angekommen, gehen Sie wieder nach unten und so fort: ein Arm gleitet nach oben, der andere in Richtung Hüfte. Spüren Sie in sich hinein, atmen Sie dabei tief ein und aus und empfinden Sie, wie Sie wachsen und Raum für sich beanspruchen. Die Energie strömt.

## 2. Möglichkeit

Bleiben Sie in der Standposition. Heben Sie jetzt Ihre Arme wie in der Vorbereitung gestreckt über den Kopf, um sie vor dem Gesicht sinken zu lassen, während Sie die Handflächen zueinanderdrehen und auf Ihre Hände schauen. Dabei können sich die Arme auch überkreuzen und die Hände ganz leicht mit den inneren Handflächen zum Körper gewendet werden. Die Arme sinken weiter bis in die Standhaltung.

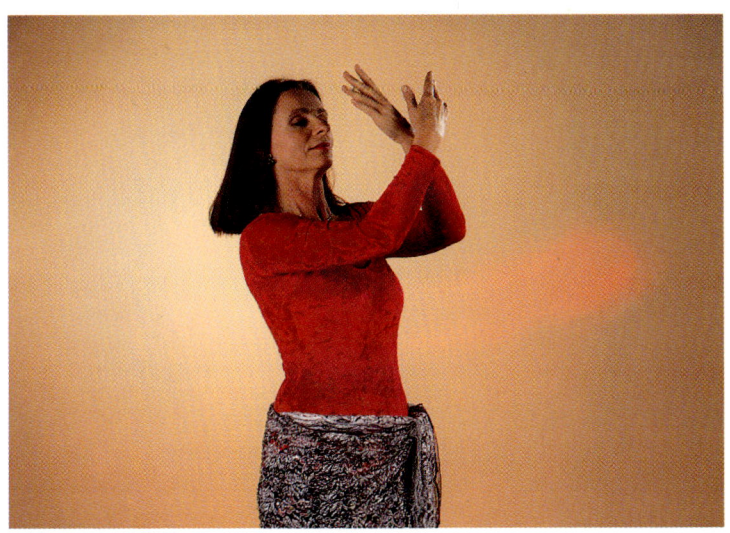

**2. Möglichkeit**

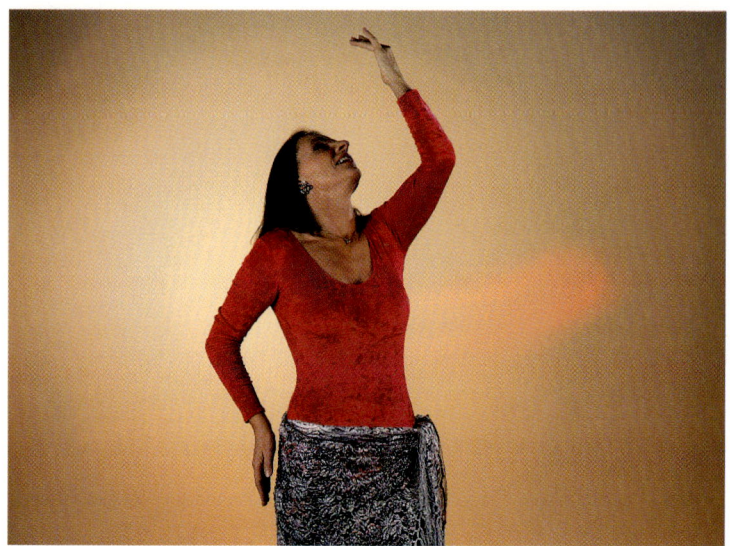

**Wechselseitiges Hochführen der Arme (3. Möglichkeit)**

### 3. Möglichkeit

Ziehen Sie einen Arm seitlich über die Schulter und weit gestreckt über den Kopf, um ihn vor dem Kopf wieder sinken zu lassen, während Sie die Handfläche drehen und, wenn es das Tempo erlaubt, einen Blick auf die Hand werfen. Der andere Arm bleibt währenddessen seitlich neben der Hüfte. Versuchen Sie es abwechselnd mit dem rechten und mit dem linken Arm.

### 4. Möglichkeit

Führen Sie in der Standposition beide Arme zur gleichen Zeit auf Schulterhöhe, wobei Sie die Handrücken in dem Moment, in dem die Arme leicht seitlich gestreckt sind, nach vorne drehen. Nun führen Sie die Arme aus der gestreckten seitlichen Position vor den Oberkörper und ziehen sie dann überkreuz zum Oberkörper heran. Auf diese Weise befinden sich dann wieder die Unterarme übereinander. Hier können die Hände für das Öffnen der Arme nach außen wieder gedreht werden. Stellen Sie sich zum Öffnen der Arme im Halbkreis einen Ball vor, der aufgeblasen wird.

Wie bei den Grundbewegungen gibt es auch hier noch weitere Variationen, die sich oft erst aus dem Bewegungsablauf einer Figurenkombination ergeben.

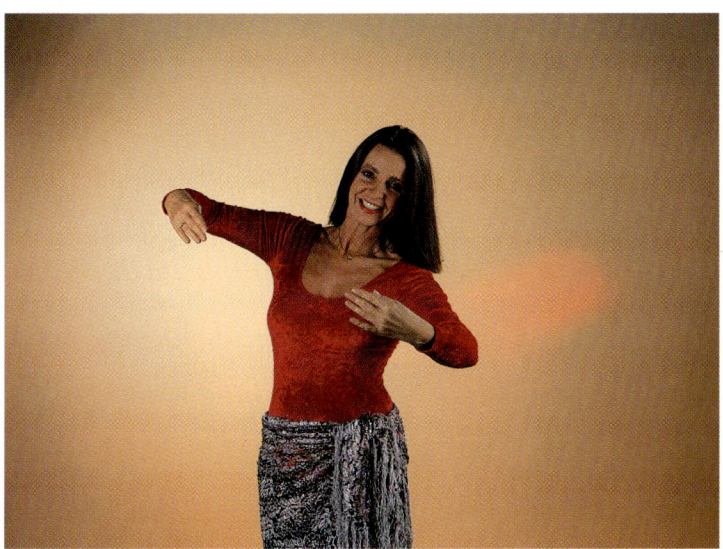

**4. Möglichkeit: Öffnen der Arme im Halbkreis**

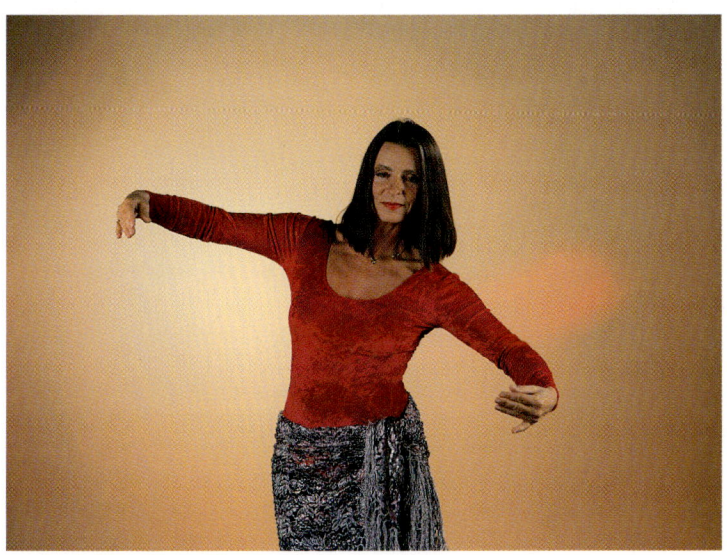

**Denken Sie an einen Ball, der aufgeblasen wird.**

### *Hüftdrop*

mittleres Tempo

Stellen Sie den linken Fuß etwas nach vorn auf den Fußballen, so daß die Hüfte leicht angehoben ist. Stellen Sie sich vor, Sie lassen die Hüfte von oben herunterfallen. Wiederholen Sie das Anheben und Fallen, wobei die Betonung auf dem **Fallen** liegt. Denken Sie sich, daß Sie etwas mit der Hüfte nach unten kicken wollen. Hören Sie jetzt auf den Rhythmus der Musik und versuchen Sie, auf die rechte Hüfte überzuwechseln, indem Sie den Fuß wieder zurückstellen und den anderen auf dem Fußballen nach vorne stellen. Kicken Sie kräftig Richtung Boden! Wenn es schon funktioniert, achten Sie darauf, daß Ihr **Oberkörper** ruhig bleibt, und probieren Sie alle vier **Grundarmhaltungen** dazu aus.

| Zählen Sie: | 1 | 2 | 3 | 4 | 5 | 6 | 7 | 8 |
|---|---|---|---|---|---|---|---|---|
| Hüfte links | ab | ab | ab | ab | ab | ab | ab | Pause |
| rechts | ab | ab | ab | ab | ab | ab | ab | Pause |

Kicken Sie die Hüfte immer schneller nach unten. Um zu variieren, können Sie den Hüftdrop auch als **Dropschritt** tanzen. Dazu nehmen Sie bei jedem Seitenwechsel den einen Fuß zurück und stellen den anderen vor. Dann heißt es Schritt statt Pause.

| Zählen Sie: | Hüftdrop links | Schritt |
|---|---|---|
| | | (linker Fuß neben rechten) |
| | Hüftdrop rechts | Schritt |
| | | (rechter Fuß neben linken) |

### *Kombination*

Zählen Sie die Hüftdrops links und rechts jeweils auf 7 + Schritt, dann die Seite wechseln. Wählen Sie Armhaltungen, die Sie beherrschen, und versuchen Sie, die Arme so lange in einer Position zu halten, bis Sie den Hüftdrop wieder wechseln.

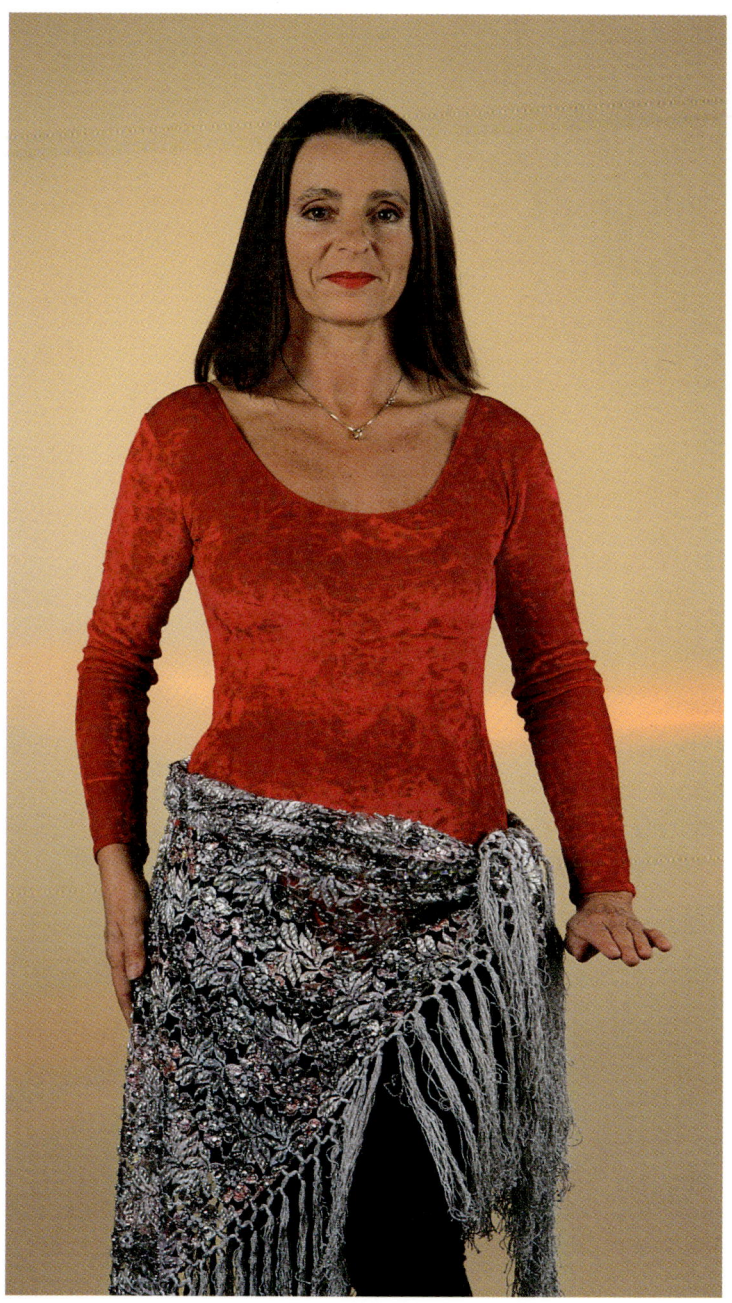

**4**

Hüftdrop

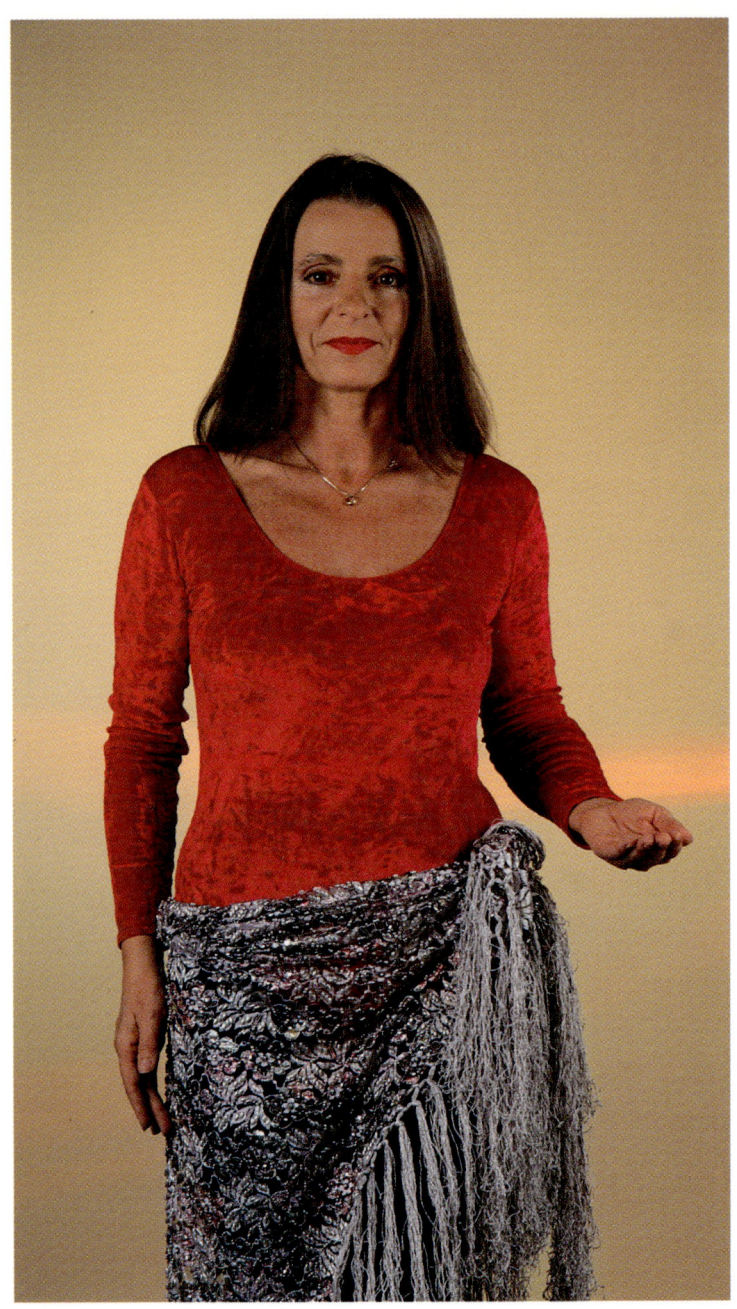

**Hiplift**

# 7. Unterrichtseinheit

Tempo:          mittel
Figuren:        Vor-Rück-Schritt, Hiplift

## Vor-Rück-Schritt

Diese Schrittkombination findet man in vielen Folkloretänzen. Es handelt sich um einen einfachen Grundschritt, der viele Variationsmöglichkeiten bietet.

Nehmen Sie wieder die Grundhaltung ein und üben Sie erst einmal ohne Musik. Beginnen Sie mit dem linken Fuß: Sie gehen einen Schritt vor, setzen den Fuß auf, heben den rechten Fuß leicht an und setzen ihn auf der gleichen Stelle wieder ab. Darauf setzen Sie den linken einen Schritt zurück, hinter den rechten, heben den rechten wieder an und setzen ihn wieder auf derselben Stelle ab – und beginnen wieder von vorn. Sprechen Sie laut mit: vor-Schritt-rück-Schritt.

Hören Sie jetzt auf die Musik, achten Sie auf das Tempo und versuchen Sie, Ihre Schritte im **Rhythmus** der Musik zu setzen.

Beginnen Sie mit links oder rechts. Es ist nicht ganz so leicht, wie es zunächst scheint. Erst wenn Sie vollkommen sicher sind, versuchen Sie, einmal zu variieren und den Vor-Rück-Schritt auf dem Fußballen zu setzen. Der Schritt wird dadurch einen anderen Charakter bekommen.

| Zählen Sie: | 1 | 2 | 3 | 4 |
|---|---|---|---|---|
| | vor | Schritt | rück | Schritt |
| | links | rechts | links | rechts |
| | | | | |
| | 1 | 2 | 3 | 4 |
| | vor | Schritt | rück | Schritt |
| | rechts | links | rechts | links |

Üben Sie den Vor-Rück-Schritt im **Wechsel**.
Die Arme sind in der ersten, zweiten oder vierten Grundhaltung.

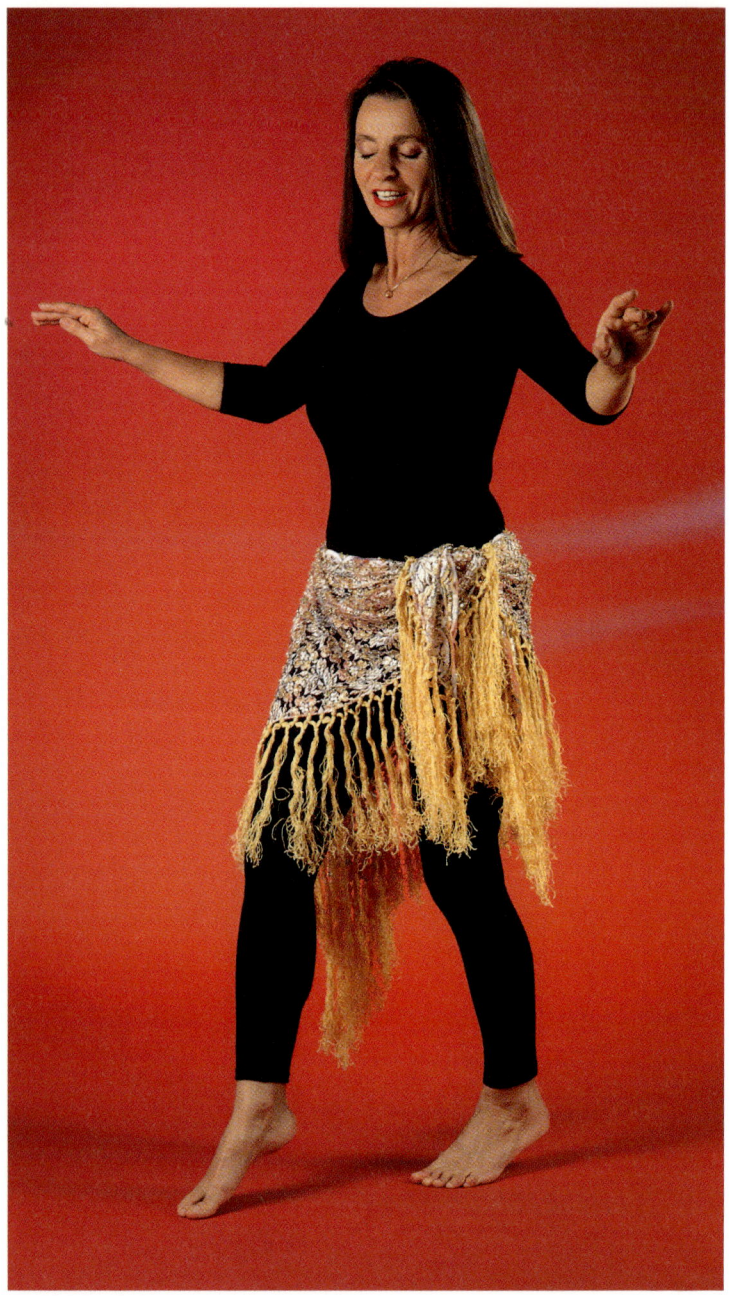

**Rechts: vor...**

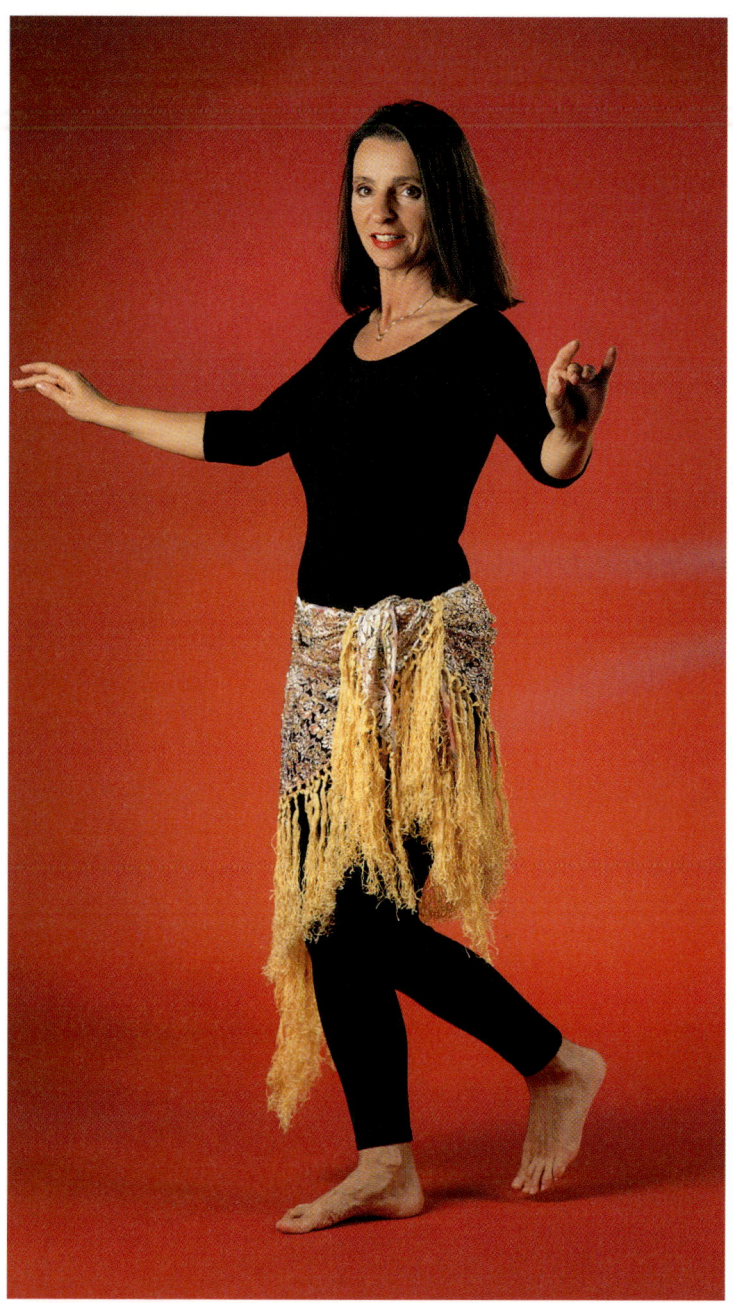

**...links: Schritt...**

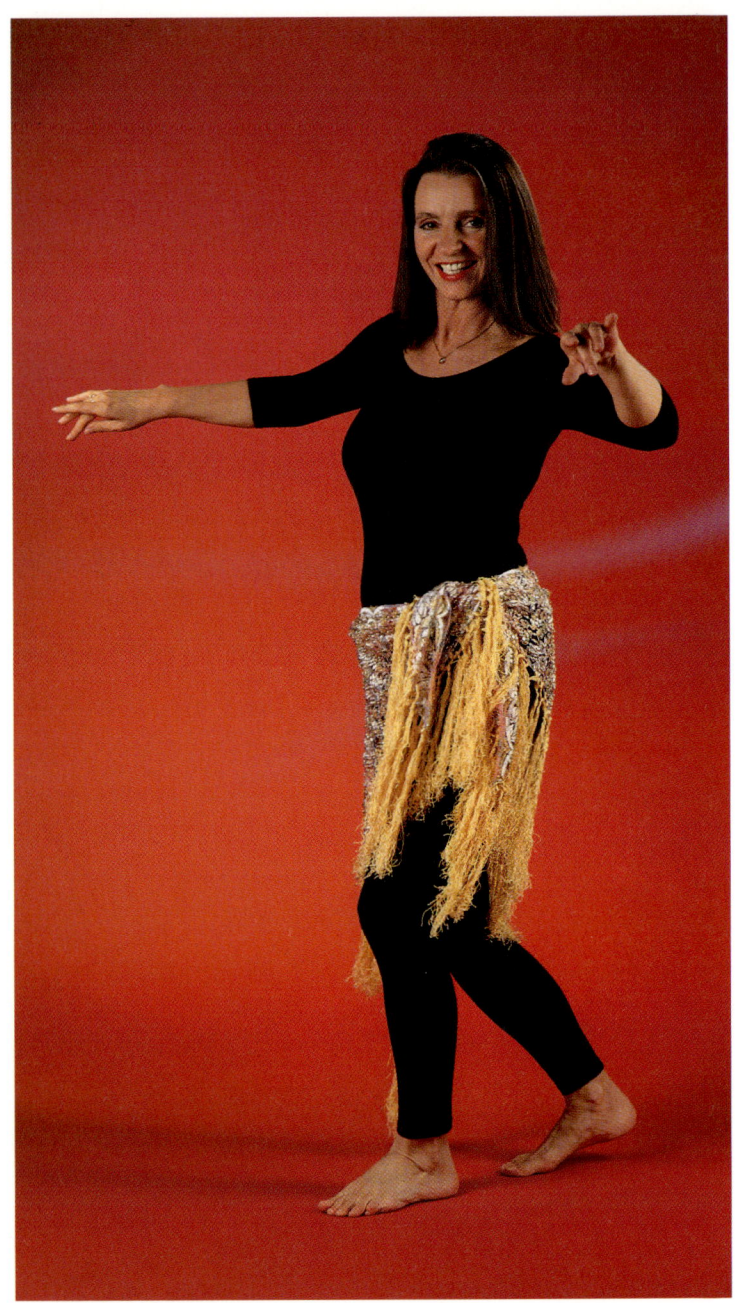

...rechts: zurück...

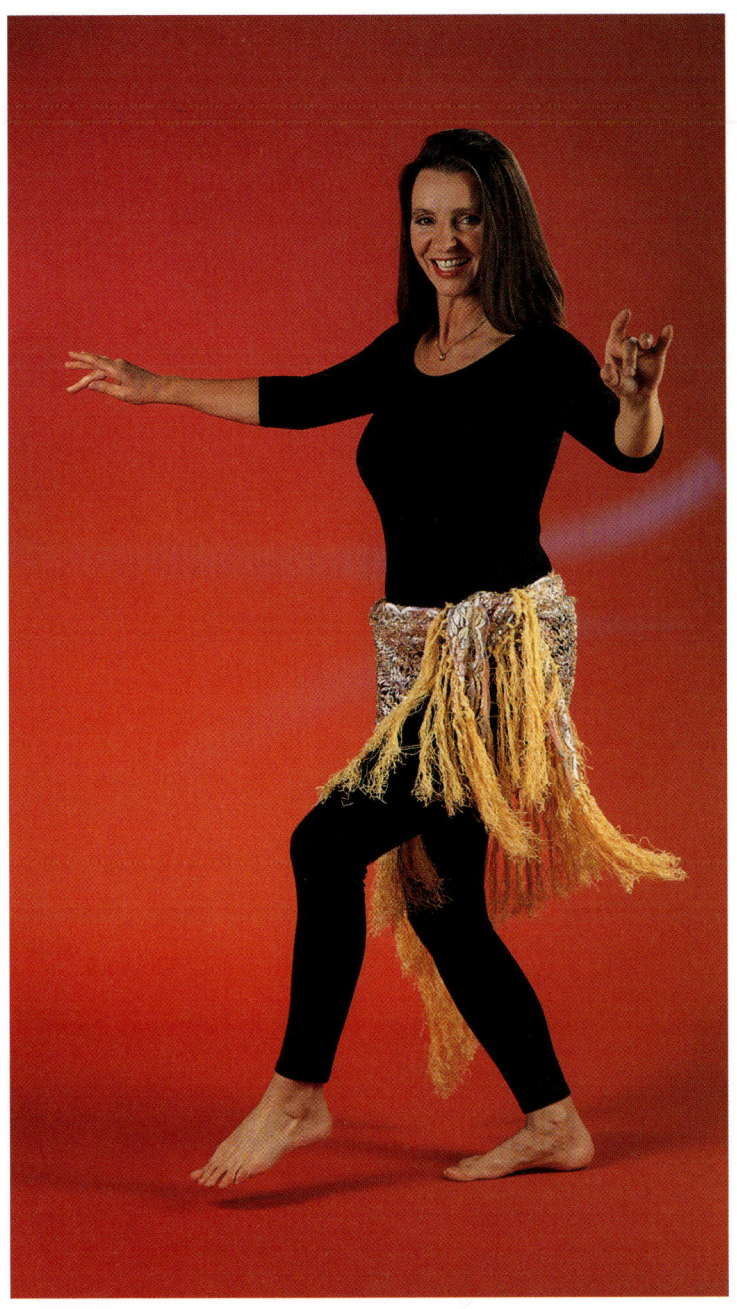

...links: vor.

Zählen Sie:

| | 1 | 2 | 3 | 4 |
|---|---|---|---|---|
| | vor | Schritt | rück | Schritt |
| | links | rechts | links | rechts |

rechter Fuß stoppt auf Fußballen, wobei der linke Fuß belastet wird

| | 1 | 2 | 3 | 4 |
|---|---|---|---|---|
| | vor | Schritt | rück | Schritt |
| | rechts | links | rechts | links |

linker Fuß stoppt auf Fußballen, wobei der rechte Fuß belastet wird

*Anmerkung:* Sollten Sie groß sein, bleiben Sie bei der Ausführung der Schritte etwas kleiner. Wenn Sie klein sind, können Ihre Schritte ruhig etwas ausladender sein. Das gilt grundsätzlich für alle Schrittfolgen und macht den Tanz harmonischer.

## *Hiplift*

Im Gegensatz zum Hüftdrop, dessen Bewegungsrichtung nach unten geht, bewegt sich die Hüfte beim Hiplift entgegengesetzt, also nach oben.

Nehmen Sie die gleiche **Standposition** ein, das heißt, stellen Sie den linken Fuß auf dem Fußballen eine halbe Fußlänge vor den rechten.

Setzen Sie mit der linken Hüfte durch **Heben** derselben einen Akzent nach oben. Sie stoßen also, entgegengesetzt zum Drop, die Hüfte mit einer **winzigen Drehung** nach oben, als wollten Sie etwas wegstupsen. Lassen Sie die Hüfte sinken, um dann wieder zu einem kräftigen Akzent auszuholen.

Stellen Sie den linken Fuß wieder zurück und wechseln Sie die Seite. Jetzt ist der linke Fuß belastet, der rechte Fuß wird auf dem Ballen vorgestellt. Die rechte Hüfte ist leicht angehoben und wird mit einer minimalen Drehung nach oben gekickt. Arme in Grundhaltung hinzunehmen.

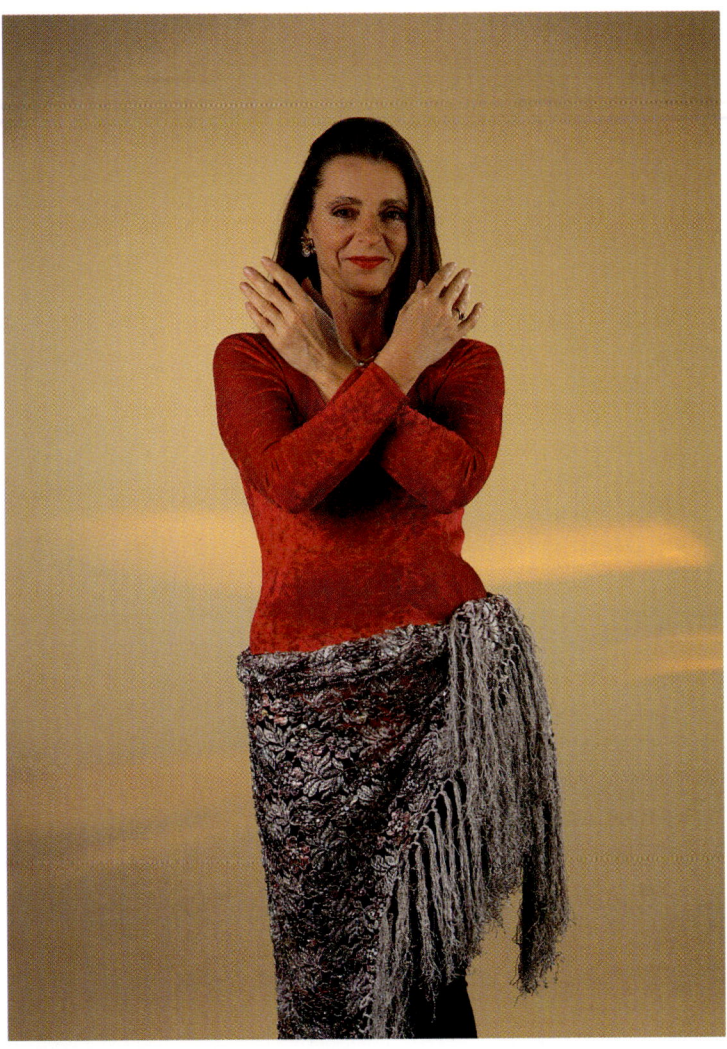

**Hiplift: kräftig nach oben stoßen.**

| Zählen Sie: | 1 | 2 | 3 | 4 | 5 | 6 | 7 | 8 |
|---|---|---|---|---|---|---|---|---|
| Hüfte links | auf | auf | auf | auf | auf | auf | auf | Pause |
| rechts | auf | auf | auf | auf | auf | auf | auf | Pause |

Auch den Hiplift können Sie einzeln ausführen bzw. mit einem Schritt versehen.

## *Kombination*

Wenn Sie den Vor-Rück-Schritt beherrschen, können Sie ihn mit einem Hiplift kombinieren. Die Arme bleiben dabei in der zweiten oder dritten Grundhaltung.

| Zählen Sie: | 1 | 2 | 3 | 4 |
|---|---|---|---|---|
| | vor | Schritt | rück | Hiplift |
| | links | rechts | links | Hiplift rechts |
| | | | | |
| | 1 | 2 | 3 | 4 |
| | vor | Schritt | rück | Hiplift |
| | rechts | links | rechts | Hiplift links |

Mit Hilfe der Schrittfolge des Vor-Rück-Schritts können eine ganze Reihe von Figuren verbunden werden, wie zum Beispiel der Hüftdrop, einfache seitliche Hüftakzente, Hüft- und Brustshimmys sowie Drehungen, die wir noch kennenlernen werden. Man kann ihn aber auch ohne zusätzliche Figuren zum Beispiel im Kreis tanzen.

Verzagen Sie nicht bei diesen Schrittfolgen. Vielen Schülerinnen fällt die Ausführung zunächst schwer. Wer die auf der Stelle getanzten Figuren schnell beherrscht, tut sich oft schwer mit Schrittkombinationen. Anderen wiederum fallen Schrittfolgen geradezu leicht, sie haben aber Probleme mit den Figuren.

**Lautes Zählen** vereinfacht das Erlernen der Schrittfolgen enorm, da Sie wirklich nur die Schritte machen werden, die Sie sich laut vorsagen. Wichtig ist es, sich viel **Zeit** für alles zu lassen. Auch der Unterricht in den Tanzschulen geht langsam vor.
Darüber hinaus müssen Sie sich nicht sklavisch nach den Unterrichtseinheiten richten. Denken Sie daran, daß über die hier vorgestellten **Figurenkombinationen** hinaus grundsätzlich alle Figuren, die im gleichen Tempo getanzt werden, miteinander verbunden werden können.

Widmen Sie sich auch mal nur dem, was Ihnen besonders liegt. Und wenden Sie sich den Figuren, die Sie nicht so gern mögen, mit besonderer Geduld und einer positiven Einstellung zu. Denn das Tanzen ist ein lebendiger Prozeß. In einer späteren Phase werden Sie möglicherweise einmal Elemente bevorzugen, die Ihnen zunächst nicht zugesagt haben.

## 8. Unterrichtseinheit

Tempo:   langsam und mittel
Figuren: Drehung mit Hiplift, Brustkreis (Isolieren des Brust-
         korbs), Figur Acht rückwärts

### Drehung mit Hiplift
mittleres Tempo

Was wäre ein Tanz ohne Drehungen, ohne deren überschwengliche Dynamik, die ihn facettenreicher gestaltet?

*Vorbereitung:* Doch auch richtig Drehen will gelernt sein. Drehen Sie sich einmal. Sie werden feststellen, daß Sie aus der Drehung ausbrechen und in den verschiedensten Richtungen landen, nur nicht da, wo Sie eigentlich hinwollten.
Den Raum des Kreises, den Sie drehen wollen, kann man in **vier Segmente** einteilen: rechts, hinten, links und vorne. Diese Segmente muß man während der Drehung wahrnehmen. Sehen Sie sich den Raum um Sie herum erst einmal gut an und versuchen Sie, diese Bereiche zu verinnerlichen. Nehmen Sie sich genügend Zeit. Richten Sie sich darauf ein, diese vier Punkte zu passieren.
Heben Sie Ihre Arme seitlich fast bis in Schulterhöhe an. Beginnen Sie, indem Sie den rechten Fuß nach **rechts** außen in Richtung Rückwand setzen. Nun drehen Sie sich mit Anheben des linken Fußes und auf dem rechten Ballen um insgesamt 180 Grad nach rechts und stellen den linken Fuß neben den rechten. Jetzt stehen Sie frontal zur Rückwand **(hinten)**.

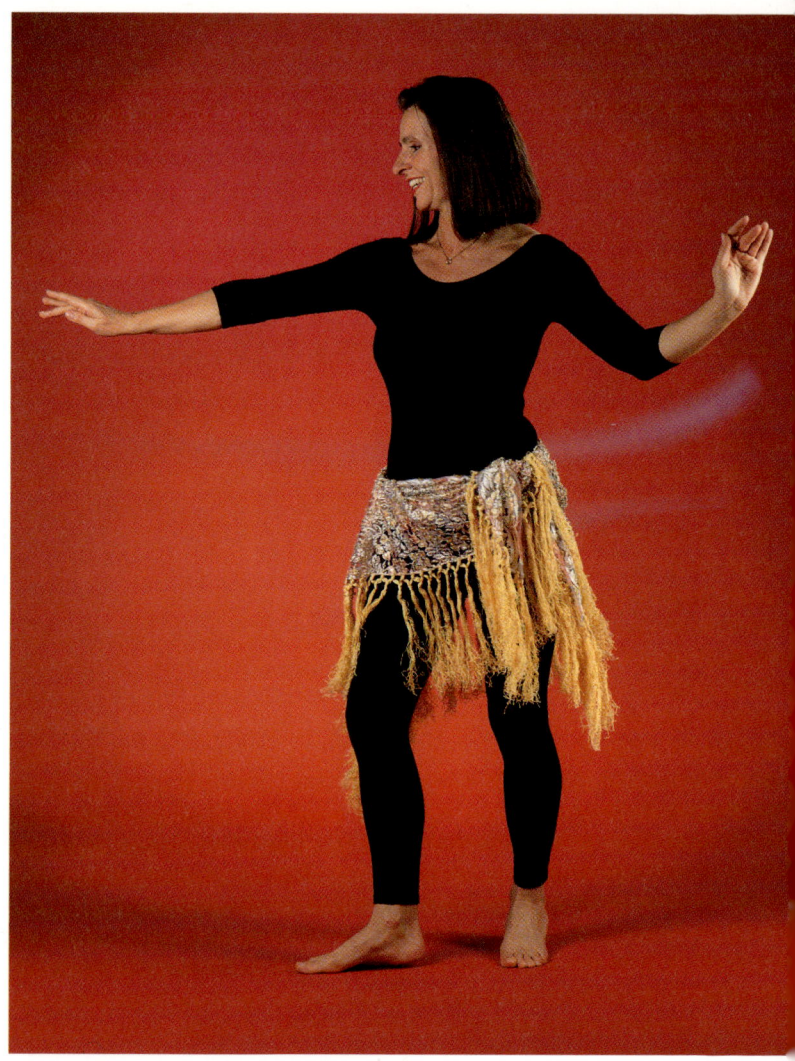

**Drehung nach rechts: rechter Fuß ...**

Schließen Sie eine weitere halbe Drehung auf dem rechten Ballen an (**links**) und beenden Sie sie, indem der linke Fuß wieder neben den rechten gesetzt wird (**vorne**). Sie befinden sich nun in der Ausgangsposition. Der Kreis ist geschlossen. Probieren Sie jetzt eine Drehung in die andere Richtung. Schauen Sie beim Drehen nicht zur Decke, sondern gerade-

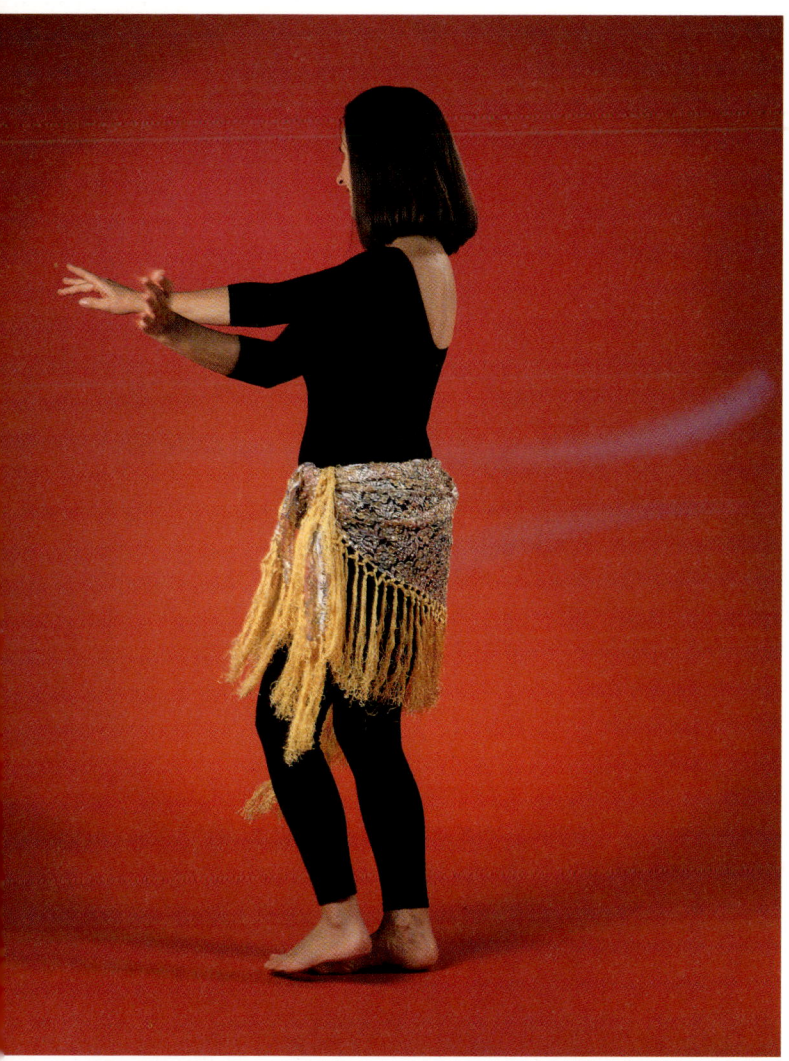

**...linker Fuß...**

aus bzw. immer in die Richtung (siehe oben die vier Kreissegmente), in die Sie sich gerade drehen. So gewinnen Sie Stabilität und Balance. Je genauer Sie die vier Punkte anvisieren, desto sicherer wird die Drehung, und auch schnelleres Drehen wird möglich. Schließlich wird das bewußte Anvisieren der Richtungen wieder aufgegeben.

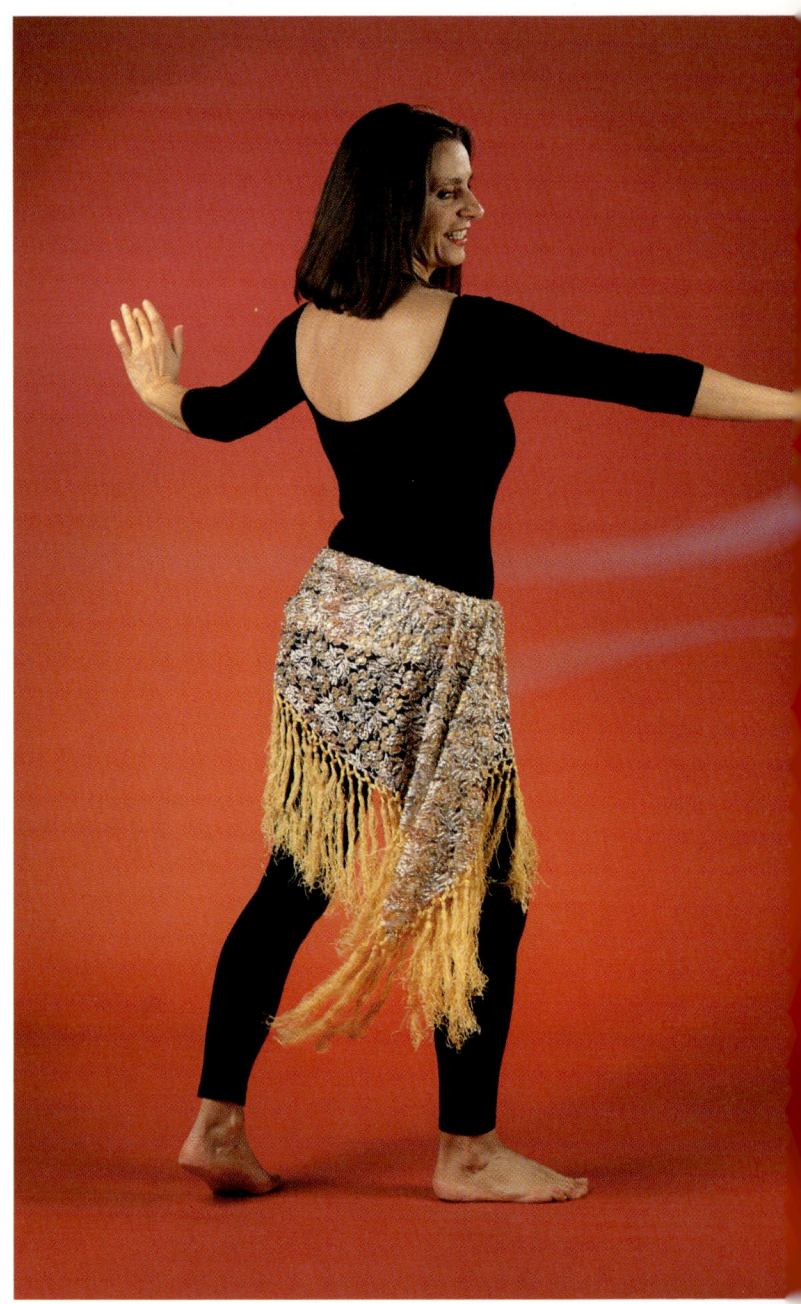

... rechter Fuß ...

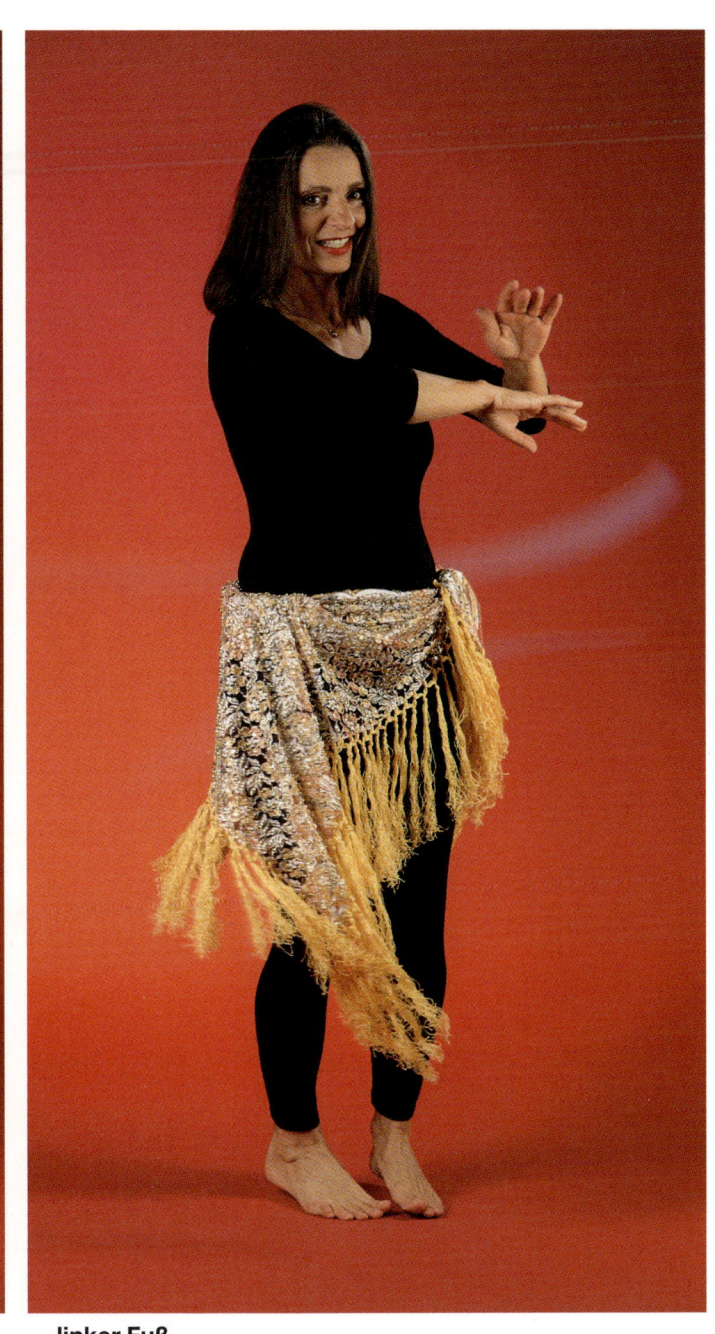

...linker Fuß...

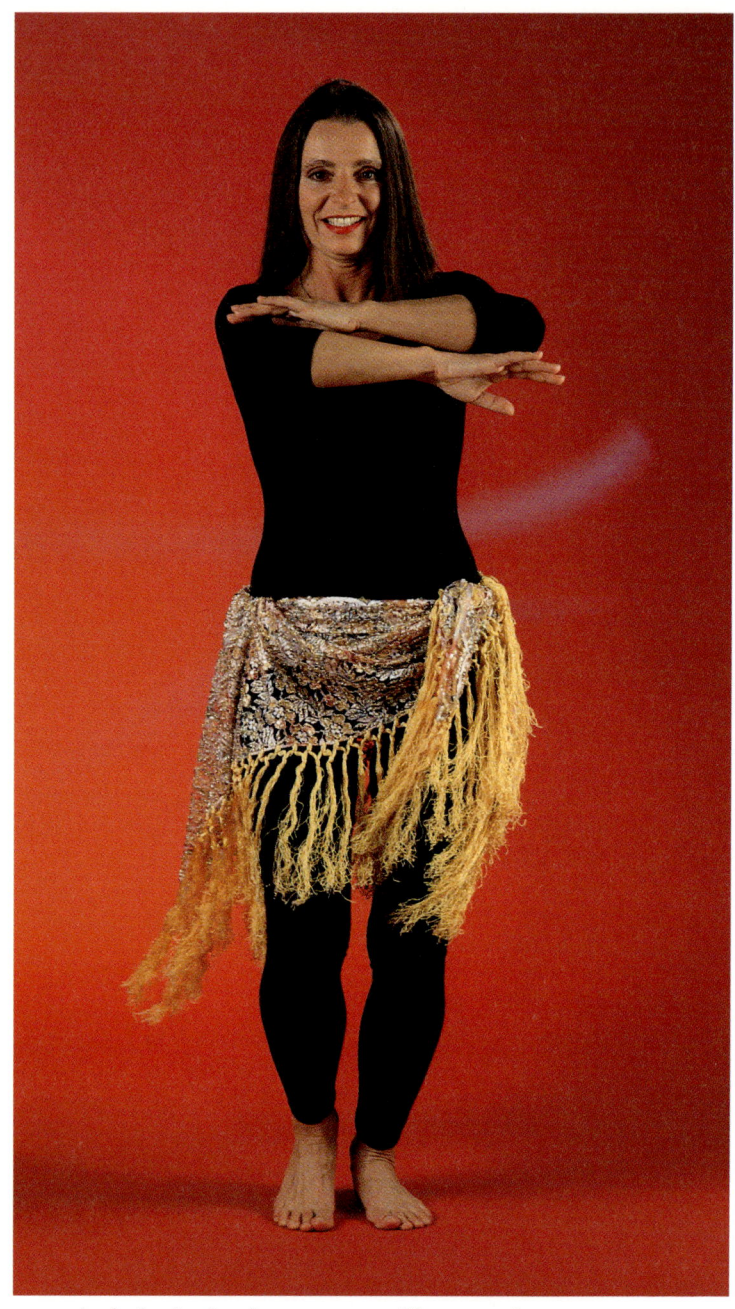

...und wieder in der Ausgangsposition angekommen.

Beginnen Sie jetzt mit der Drehung nach rechts und setzen nach jeder ganzen Umdrehung den Fuß mit einem kleinen **Stop** auf.

| Zählen Sie: | 1 | 2 | 3 | 4 |
| --- | --- | --- | --- | --- |
| | rechts | links | rechts | Stop links |
| Blick nach | rechts | hinten | links | vorne |
| | | | | |
| | 1 | 2 | 3 | 4 |
| | links | rechts | links | Stop rechts |
| | links | hinten | rechts | vorne |

Üben Sie es so häufig es geht und versuchen Sie den **Rhythmus** der Musik zu halten.

*Tip für Fortgeschrittene*: Die **schnellere Drehung** kommt mit zwei Punkten bzw. Schritten aus. Man setzt den Startfuß in einem Schritt um 180 Grad zurück und dreht dann auf dem Ballen in einem Rutsch in die Ausgangsposition. Mit Wiederholungen dieser Drehung kann man sich auch zurückbewegen.

Das schnellere Drehen erfordert eine besondere **Kopfdrehung**: Der Kopf muß, zum Beispiel durch Fixieren eines Punktes, so lange wie möglich in der Ausgangsstellung gehalten werden, während sich der Körper bereits dreht. Erst wenn das wegen der fortschreitenden Drehung nicht mehr möglich ist, drehen Sie ihn plötzlich und viel schneller als den Rest des Körpers um 360 Grad. Damit erreicht er die Ausgangsposition auch wieder früher. Dadurch werden Schwindelgefühle vermieden und eine größere Körperbeherrschung gewährt.

Schließlich gibt es noch eine Steigerung der Drehung: Drehen direkt auf dem Ballen, ohne den Fuß zu versetzen. Sie wird aber eher selten angewandt.

## Kombination

Erst wenn Sie sicher drehen, können Sie anstelle des Stops einen **Hiplift** setzen.

| Zählen Sie: | 1 | 2 | 3 | 4 |
|---|---|---|---|---|
| | rechts | links | rechts | Hiplift |
| | 1 | 2 | 3 | 4 |
| | links | rechts | links | Hiplift |

## Brustkreis (Isolieren des Brustkorbs)
langsames Tempo

Bewegungen mit dem Oberkörper haben etwas sehr Verführerisches. Es gibt viele Figuren, die mit dem gesamten Oberkörper und mit Schultern und Armen ausgeführt werden. Beim Brustkreis handelt es sich allerdings um eine isolierte Bewegung des Brustkorbes. In jedem Fall erfordert es einigen Trainingsaufwand, den Oberkörper locker und biegsam zu machen.

*Vorbereitung:* Stehen Sie locker, entspannt und geerdet. Bringen Sie die Arme in die zweite Grundhaltung.
Beginnen Sie mit der **Seitverschiebung**. Schieben Sie den Oberkörper so weit es geht vom Becken weg nach links und rechts. Wiederholen Sie das vielfach. Es muß aussehen, als würde der Oberkörper allein auf einem Sockel stehen und hin- und hergeschoben werden. Danach probieren Sie die **Vor-Rück-Verschiebung**, indem Sie den Oberkörper so weit wie möglich aus dem Rumpf heraus vor- und zurückschieben. Hierbei soll der Kopf möglichst nicht mitrutschen.
Schieben Sie jetzt abermals so weit es geht nach rechts und links, diesmal jedoch so, als ob Sie an den Armen gezogen würden. Geben Sie völlig nach, bis Sie fast zur Seite fallen. Spüren Sie die intensive Dehnung? Kehren Sie langsam zurück.

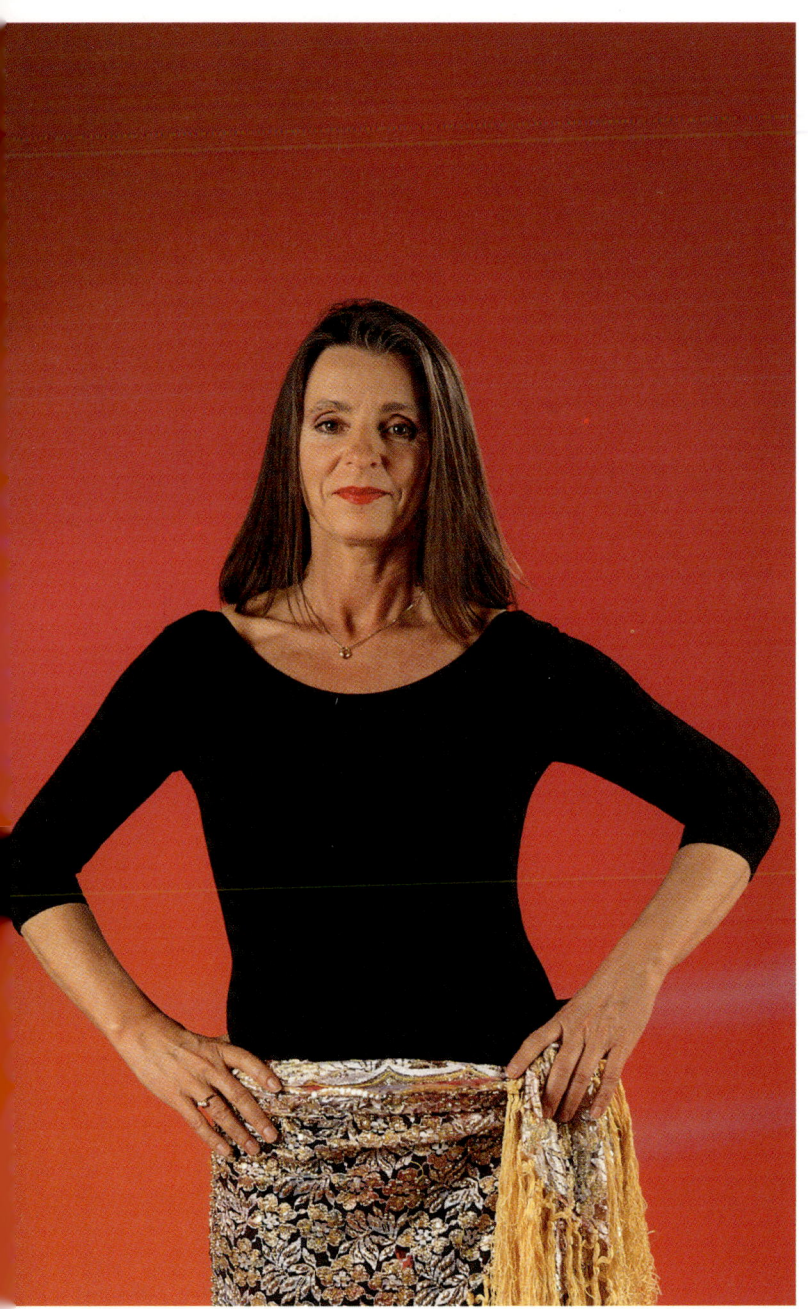

**4**

Brustkreis: rechts...

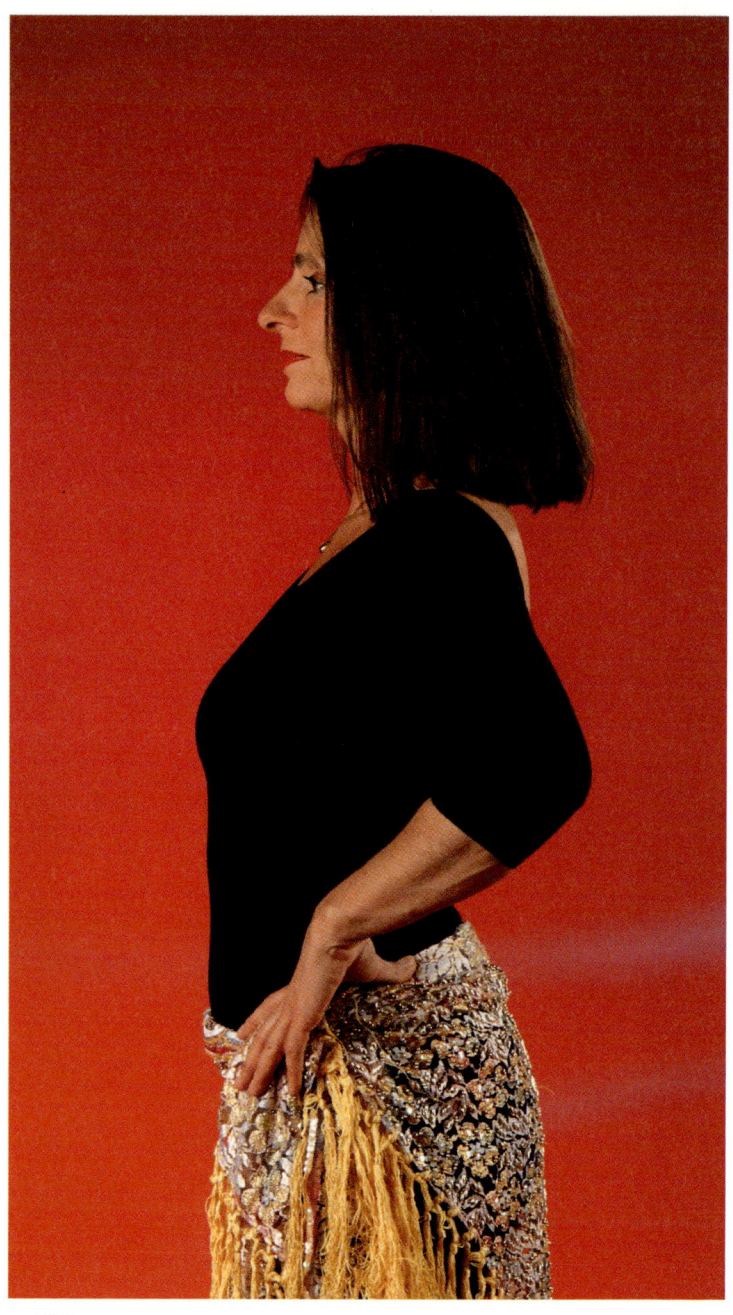

... *vor* ...

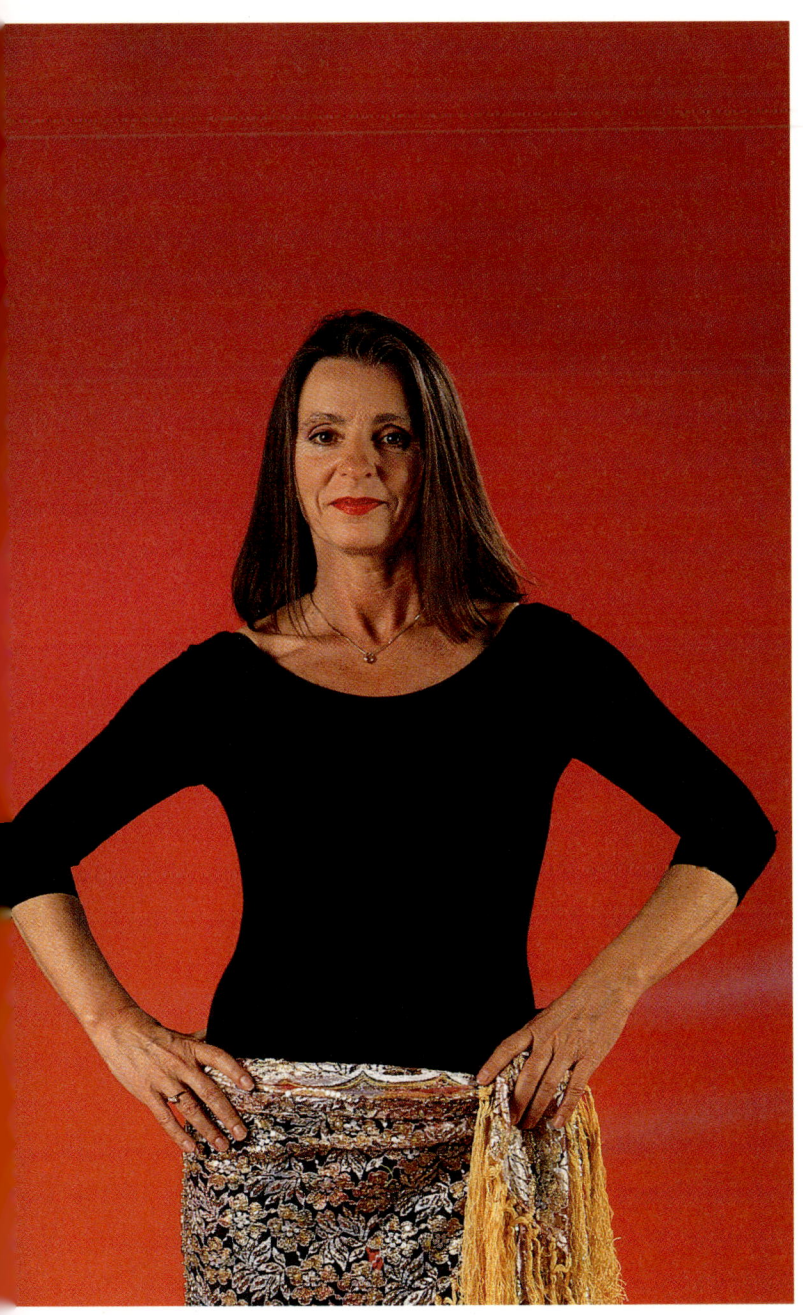

...links...

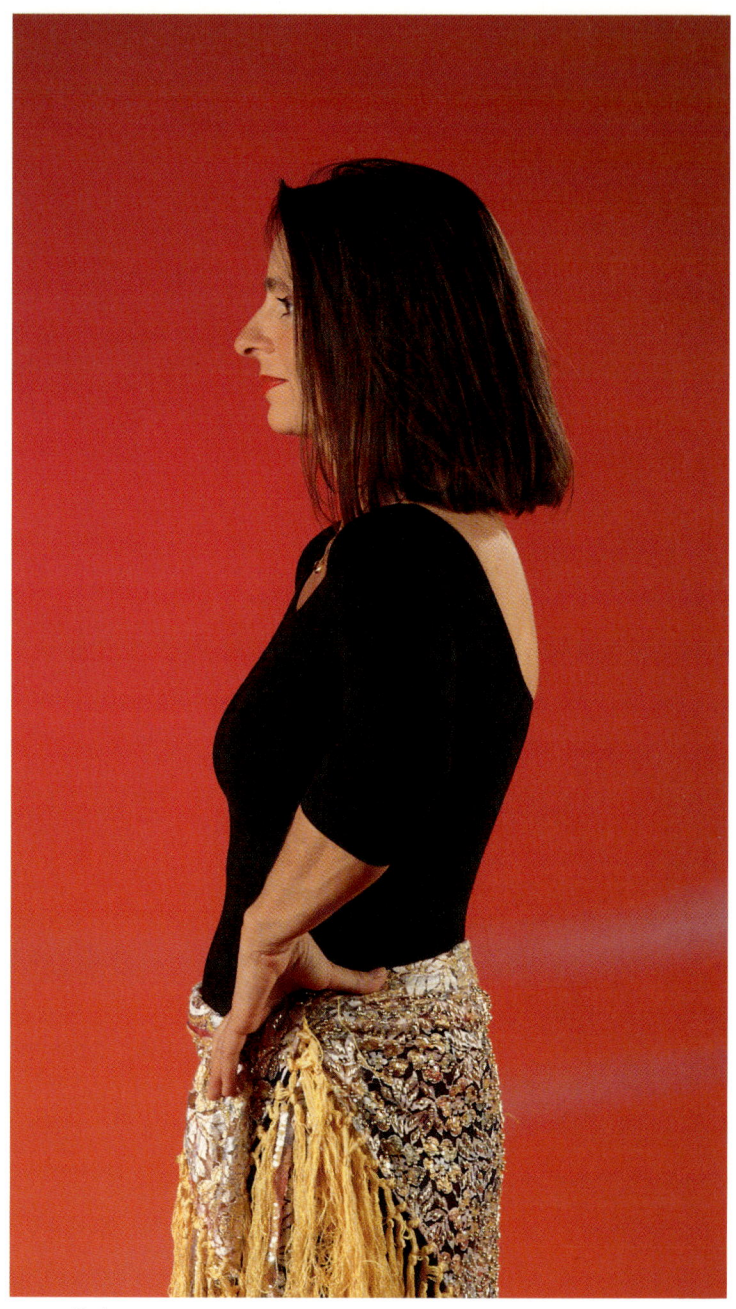

...zurück.

Bleiben Sie nun in Ihrer Mitte. Legen Sie die Finger auf Ihre Schultern, als wenn Sie sie festhalten wollten. Jetzt beginnen Sie, **nur den Brustkorb** zwischen den Armen und Schultern nach links und nach rechts zu dehnen. Es wird sich erst einmal nichts, oder fast nichts, tun. Verzagen Sie nicht! Versuchen Sie noch einmal, den Brustkorb vor, zur Mitte und zurück zu schieben. Die Schultern bleiben ruhig. Schieben Sie jetzt, während die Finger immer noch auf den Schultern liegen, den Brustkorb nach: links – vor – rechts – zurück. Und anders herum: rechts – vor – links – zurück.

Fügen Sie nun »links – vor – rechts – zurück« zu einem **flüssigen Kreis** zusammen. Lösen Sie die Finger von den Schultern. Die Arme bleiben aber in Schulterhöhe, und denken Sie daran, daß der Kopf und die Schultern sowie das Becken möglichst ruhig bleiben. Kreisen Sie auch anders herum.

> *Anmerkung:* Versuchen Sie den hinteren Teil des Kreises eher klein zu halten, sonst erinnert die Bewegung etwas an das Rühren in einem Teig. **Kleinere Kreise** wirken wesentlich feiner.
> Wenn Sie kräftiger gebaut sind, also einen größeren Brustumfang haben, sollten Sie bei kleineren Brustkreisen bleiben. Sollten Sie ausgesprochen schlank sein, können Sie bei der Ausführung ruhig etwas großzügiger werden.

### Figur Acht rückwärts

Wählen Sie eine Musik mit langsamem Tempo. Erinnern Sie sich noch an die Figur Acht vorwärts aus der ersten Unterrichtseinheit? Die Grundhaltung ist Ihnen hoffentlich schon in Fleisch und Blut übergegangen.

Gehen Sie jetzt tiefer in die Knie. Das betont die Erdigkeit der Figur noch etwas stärker. Beginnen Sie – links oder rechts –, indem Sie eine Hüfte weit vorschieben. Ziehen Sie sie nun in einem sehr großen Kreis weit nach vorne aus dem Körper heraus, zur Seite, nach hinten und zur Körpermitte zurück. (Die Acht vorwärts bringt die Hüften erst nach hinten und danach nach vorne.) Währenddessen hat sich die andere Hüfte nach vorn geschoben, die nun ebenfalls einen Kreis rückwärts beschreibt.

Ziehen Sie **weitausladende Hüftkreise**. Halten Sie die Arme dabei in der zweiten Grundhaltung und schauen Sie der kreisenden Hüfte hin und wieder nach.

## 9. Unterrichtseinheit

Tempo:   langsam
Figuren:  Schlangenarme, Beckenwelle

### Schlangenarme

Die Schlangenarme gehören zu den beeindruckendsten und zugleich schwierigsten Figuren überhaupt. Nichts gibt dem Tanz so viel Anmut wie diese sinnlichen, schlängelnden Arme. Man assoziiert etwas Mystisches mit diesen Bewegungen und wird magisch in ihren Bann gezogen.

*Vorbereitung:* Lassen Sie die Arme in leichter Spannung seitlich hängen (Zwischenraum unter den Achseln). Die Handflächen sind den Hüften zugewandt. Ein Fuß steht auf dem Ballen.

Denken Sie sich zwei Fäden, die an Ihren **Ellenbogen** befestigt sind und diese langsam in Schulterhöhe ziehen. Durch das Hochziehen erfährt der **Oberarm** eine leichte Drehung, die Rückseite des Oberarms wird nach oben gedreht. Die **unteren Arme** und die **Hände** bleiben vollkommen locker, und die Finger hängen zum Boden. Die **Schultern** haben sich durch die Drehung zwangsläufig ein wenig nach vorn geschoben. Das zieht! Halten Sie trotzdem eine Weile aus. Sie haben das Gefühl, die Arme brechen gleich ab? Auch das ist richtig. Drehen Sie die Schultern wieder leicht zurück. Die Ellenbogen wieder herablassen. Jetzt öffnet sich der Brustkorb wieder. Lassen Sie alles locker und schütteln Sie sich kräftig aus. Wiederholen Sie die Bewegung.

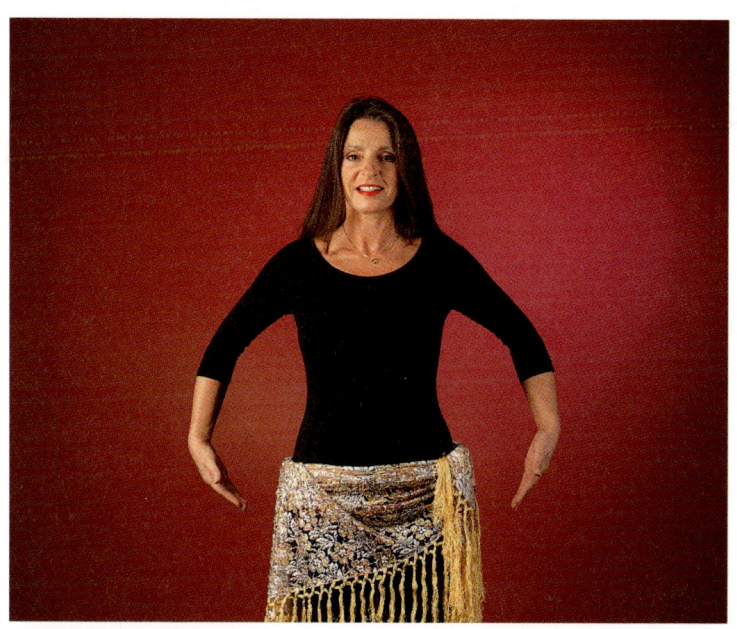

**Heben der Ellbogen**

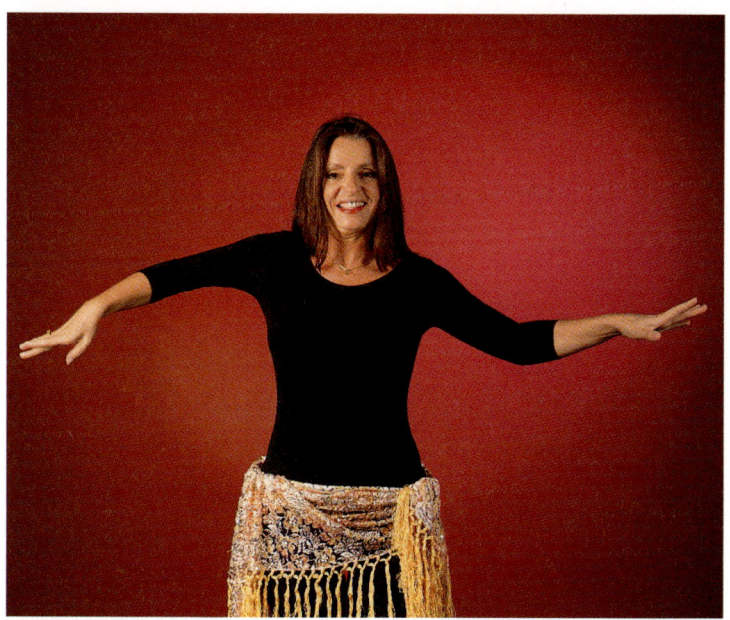

**Schlangenarme**

Wenn Sie bereits ein bißchen geübt sind, heben Sie die Arme erneut in die oben beschriebene Position. Nun aber nehmen Sie nur eine Schulter leicht zurück. Dabei dreht sich der Oberarm mit dem Ellenbogen wieder in die normale seitlich gestreckte Armposition auf Schulterhöhe zurück, ist also leicht zum Boden gerichtet.

Durch das Drehen des Ellenbogens dreht sich auch das Handgelenk leicht. Die Handfläche zeigt aber die ganze Zeit zum Boden, und die Finger sind seitwärts gestreckt. Durch den **Wechsel zwischen Hochziehen des Ellenbogens und Zurücknehmen der Schulter** entsteht bereits die erste fließende Bewegung. Merken Sie sich: 1. Schulter, 2. Ellenbogen, 3. Handgelenk.

Drehen Sie nun die andere Schulter nach dem gleichen Prinzip leicht zurück. Über den Ellenbogen und über das Handgelenk lassen Sie die Bewegungen in den Fingern auslaufen.

Durch ein leichtes **zeitliches Versetzen** der Schulterdrehungen und durch das **Ineinanderfließen der Drehungen** der einzelnen Glieder entsteht der Eindruck einer schlangenartigen Bewegung. Wenn sie gekonnt vollführt wird, fließt eine **Welle** von den Fingerspitzen der einen Hand über den Arm zu den Schultern und weiter über den anderen Arm zur anderen Hand hinaus.

Richten Sie Ihr Augenmerk darauf, daß die Arme in Schulterhöhe bleiben und auf diese Weise eine Linie bilden. Und haben Sie viel Geduld, denn es kann bis zu zwei Jahre und länger dauern, bis man die Schlangenarme perfekt beherrscht.

### Beckenwelle

Ein Orientalischer Tanz ohne Beckenwelle und andere wellenförmige und rollende Bewegungen ist einfach undenkbar.

*Vorbereitung:* Stehen Sie in der Grundhaltung, ein bißchen tiefer in den Knien. Bei dieser Figur ist es durchaus hilfreich, die Bewegung im Spiegel zu kontrollieren. Stehen Sie im

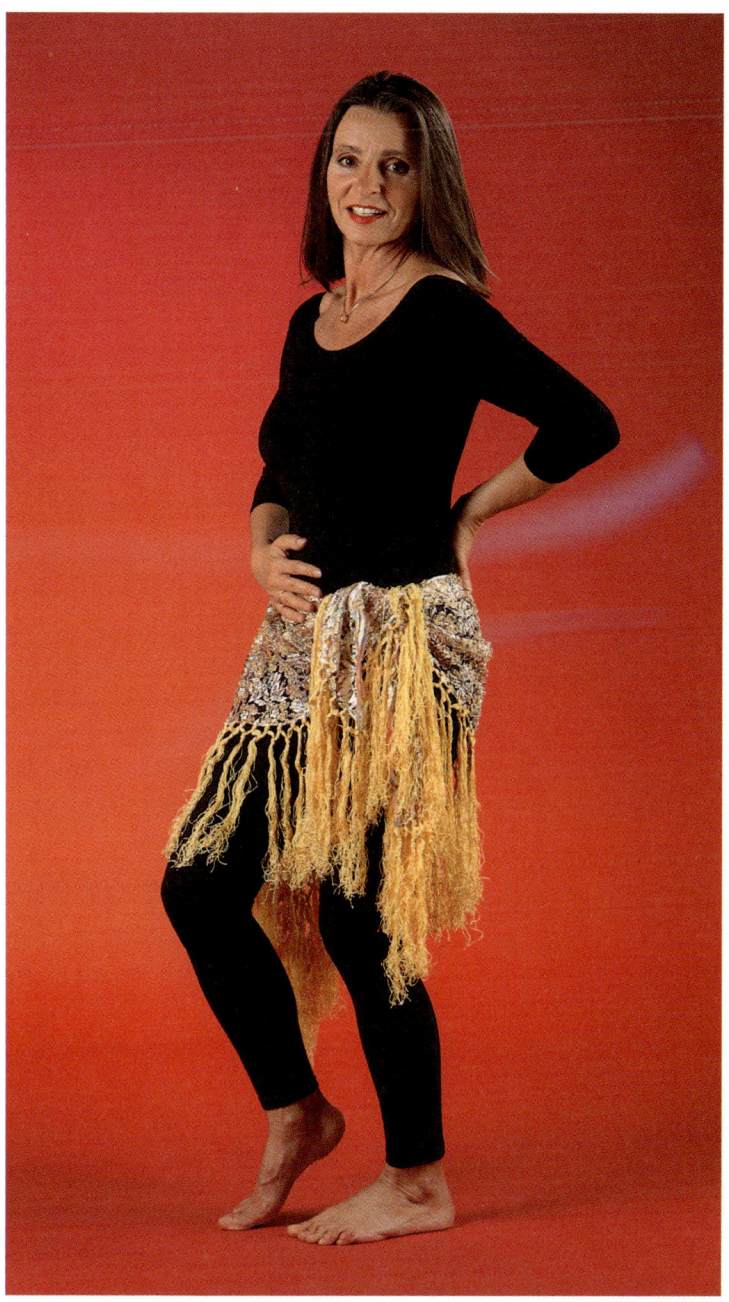

**Vorbereitung zur Beckenwelle**

Profil zum Spiegel. Legen Sie eine Handfläche unterhalb des Nabels auf den Bauch, die andere auf den Hohlkreuzbereich, und kippen Sie das **Becken** einige Zeit im steten Wechsel leicht vor und zurück.

Bleiben Sie ganz locker. Schieben Sie nun das Becken so weit zurück, bis Sie ins **Hohlkreuz** kommen. Atmen Sie tief in den Bauch ein und aus, so daß Sie das Gefühl haben, daß er beim Einatmen gut gefüllt ist. Den Atem nicht anhalten.

Schließen Sie kurz die Augen und fühlen Sie, was unter Ihren Händen geschieht. Während der Po nach hinten rausgestreckt wird (diesmal mit Hohlkreuz), ist das Becken auf der Vorderseite nach unten gekippt. Das führt dazu, daß die Fußballen mehr belastet sind, trotzdem nicht die Fersen anheben! Gehen Sie noch ein wenig tiefer in die Knie, der **Bauch** ist immer noch gefüllt. Schieben Sie jetzt das Becken hoch, wobei der Bauch zurückgeht und gegen die Wirbelsäule drückt, während Sie mit geöffnetem Mund tief ausatmen. Das Gewicht verteilt sich wieder auf dem ganzen Fuß. Automatisch sind Sie wieder im Hohlkreuz gelandet.

Atmen Sie langsam ein. Versuchen Sie einmal ein fließendes Ein- und Ausatmen, während Sie das Becken gegen den Uhrzeigersinn von unten nach oben und wieder zurück kreisen lassen. Denken Sie jetzt an Ihren **Oberkörper**, den Sie nun ganz bewußt gerade aufrichten. Er soll vollkommen ruhig sein, während das Becken isoliert bewegt wird.

*Anmerkung:* Üben Sie nie zu lange, da diese Figur die Wirbelsäule strapaziert. Zur **Entspannung** lassen Sie sich entweder anschließend ganz locker vornübergebeugt hängen und schwingen mit den hängenden Armen so lange Sie wollen, oder Sie legen sich auf den Boden, ziehen Ihre Knie an, indem Sie sie mit den Händen umschlingen, und schaukeln mit rundem Rücken hin und her.

Versuchen Sie, mit der Zeit einen **kreisenden Rhythmus** zu finden. Unter Ihren Händen spüren Sie, wie sich im Hohlkreuzbereich die einzelnen Wirbel harmonisch nacheinander in dieses Kreisen einfügen und wie der Bauch sich nach innen schiebt. Bringen Sie viel, viel Geduld mit.

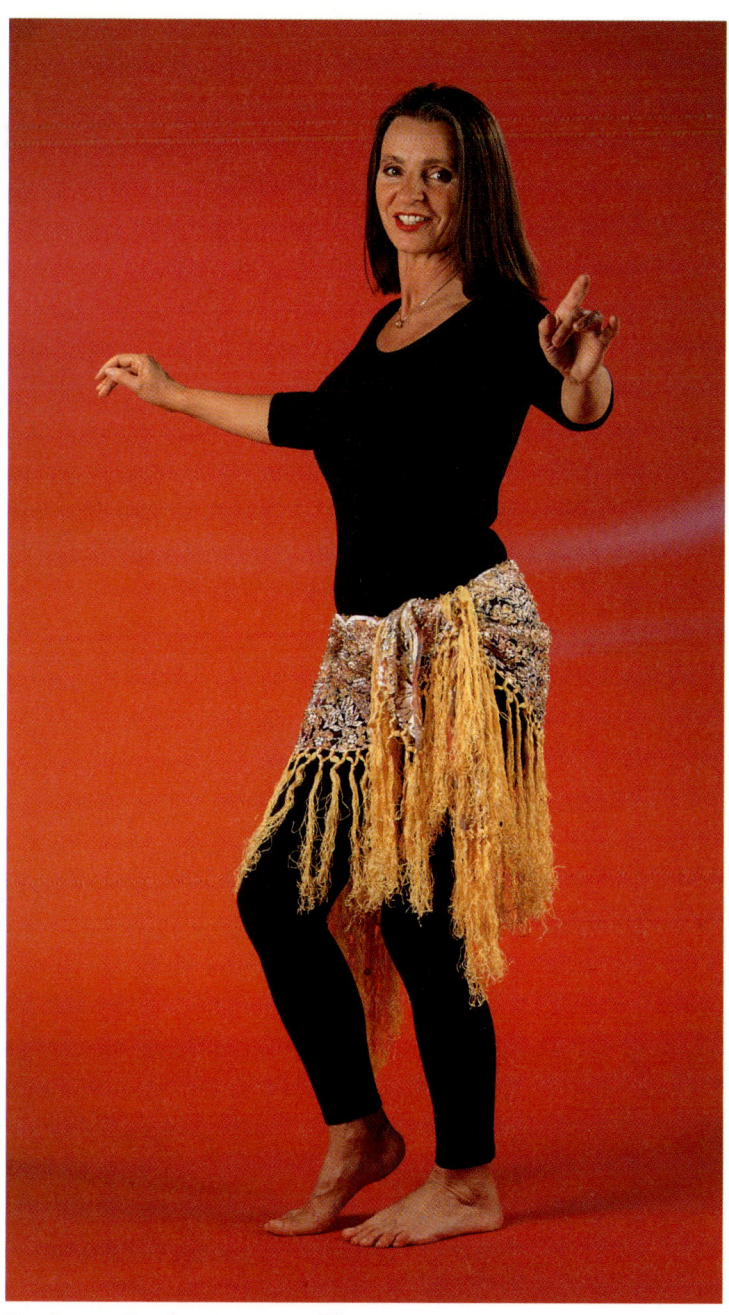

**Beckenwelle: Ausgangsposition...**

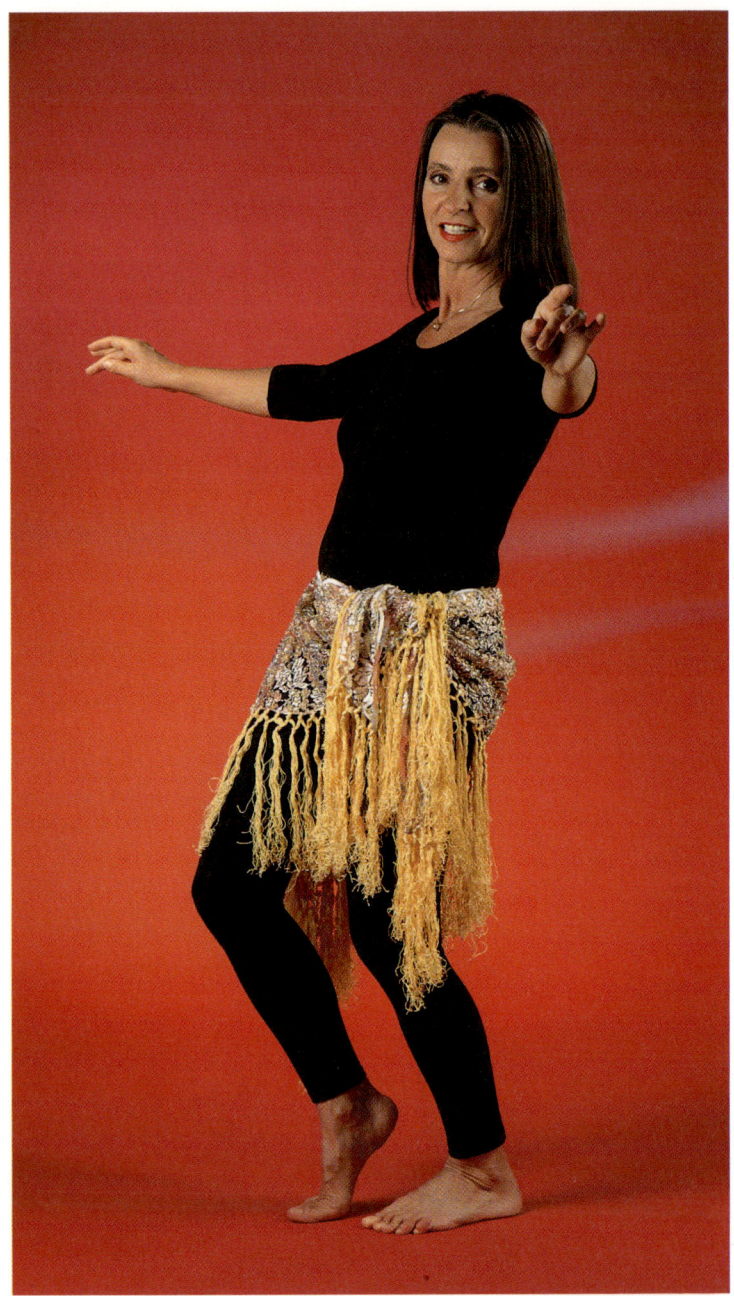

**…das Becken bzw. der Bauch wird nach vorne geschoben…**

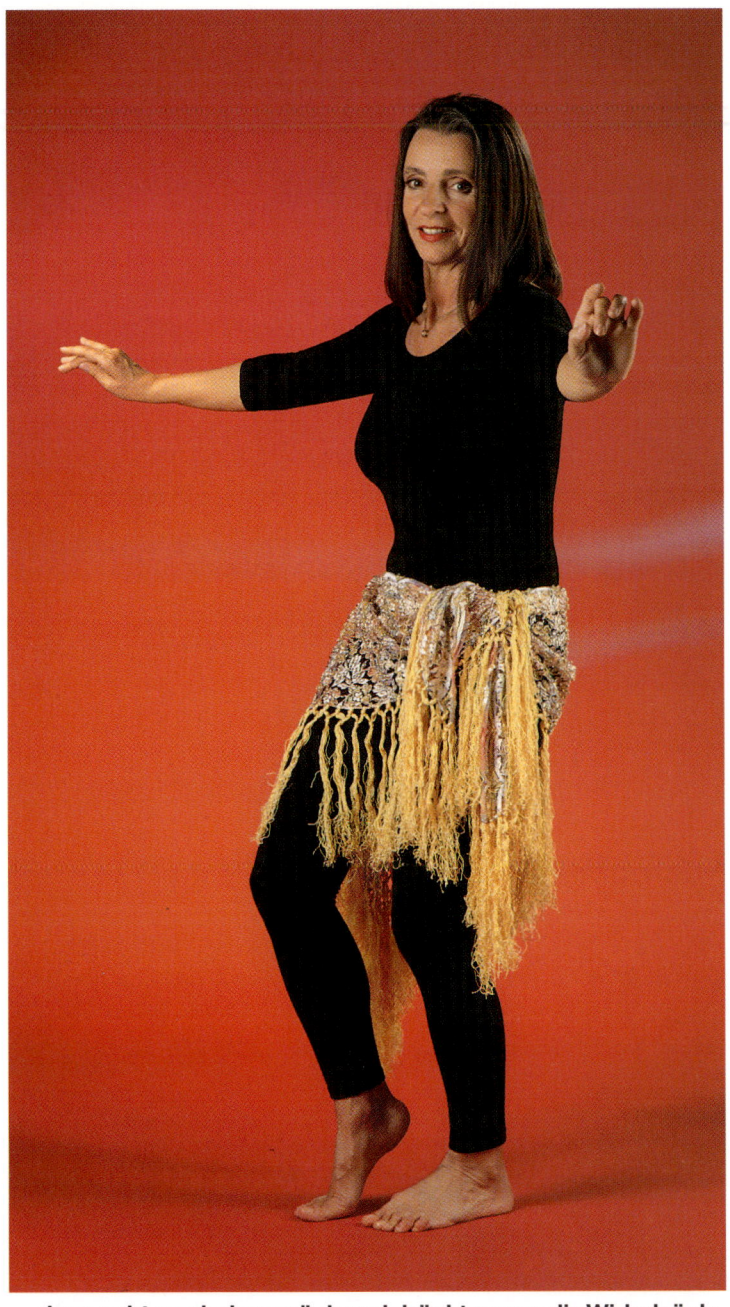

... dann geht er wieder zurück und drückt gegen die Wirbelsäule.

Wenn Sie den Bewegungsablauf beherrschen, stellen Sie einen Fuß auf dem Fußballen vor und lösen die Hände vom Becken. Heben Sie die Arme in eine der ersten zwei Grundhaltungen.

## Kombination

Stehen Sie in der Grundhaltung tief in den Knien. Beginnen Sie mit der linken Hüfte. Ziehen Sie die Acht rückwärts viermal, das heißt: beschreiben Sie vier ganze Achten. Wenn Sie den letzten Kreis mit der rechten Hüfte ziehen und hinten ankommen, ist der Punkt, an dem der Po ganz außen ist, der Anfangspunkt für die Beckenwelle. Ganz wichtig: Jetzt gehen Sie mit dem Becken etwas ins Hohlkreuz. Wenn Sie bei der Acht rückwärts lieber rechts beginnen, wird die linke Hüfte der Ausgangspunkt für die Beckenwelle.

## 10. Unterrichtseinheit

Tempo:  mittel
Figuren:  Wechselschritt, Sirtaky

## Wechselschritt

Der Wechselschritt, auch »**arabischer Grundschritt**« genannt, ist eine vielfach einsetzbare Schrittfolge, die es ermöglicht, in den Raum zu tanzen, den Raum einzunehmen. Da dem Bauchtanz ansonsten eher ein platzorientierter Charakter zu eigen ist, wirkt sie sehr belebend.
Klassischerweise wird der Wechselschritt zur Eröffnung einer Darbietung verwendet. Er wird, soweit es das Tempo erlaubt, mit schwungvollen Drehungen verbunden oder kann mit dem Schleier unterstrichen werden.

*Vorbereitung:* Stellen Sie einen Fuß eine Fußlänge vor den anderen, als wenn Sie losgehen wollten. Wiegen Sie nun aber auf Ihren Füßen vor und zurück, indem Sie das Gewicht vor- und zurückverlagern und gleichzeitig die Fersen abwechselnd vom Boden heben.

Wechseln Sie auch einmal auf den anderen Fuß. Denken Sie an die gerade Aufrichtung des Oberkörpers. Das Becken schwingt leicht mit. Beginnen Sie mit dem rechten Fuß, den Sie jetzt mit Schwung vorsetzen.

| Zählen Sie: | 1 | 2 | 3 |
|---|---|---|---|
| Gewicht | vor | zurück | vor |
| Fuß | rechter | linker | rechter |
| Wechsel: linker Fuß vor | | | |
| Zählen Sie: | 1 | 2 | 3 |
| Gewicht | vor | zurück | vor |
| Fuß | linker | rechter | linker |

Die Wechselschrittfolge soll jetzt so ausgeführt werden, daß jedesmal, nachdem ein **Schritt** (Vorsetzen des hinteren Fußes) vollzogen wurde, der vordere und hintere Fuß in der Position noch ein wenig nach vorne gesetzt werden, ohne ihre Anordnung aufzuheben. Wenn Sie dabei das Becken nach vorne und zurück schwingen, geschieht das wie von selbst, und eine **Wiegebewegung** entsteht. Prägen Sie diese intensiv aus.

Da arabische Musik meistens einen ¼-Takt hat, Sie jedoch nur drei Schritte machen, muß auf dem vierten Schlag eine Pause erfolgen. Der Wechsel des Fußes wird also verzögert.

| Zählen Sie: | 1 | 2 | 3 | 4 |
|---|---|---|---|---|
| Gewicht auf | linkem Fuß | rechtem Fuß | linkem Fuß | Pause |
| | rechtem Fuß | linkem Fuß | rechtem Fuß | Pause |

Versuchen Sie jetzt mutiger zu werden, indem Sie freier ausschreiten und immer mehr Raum einnehmen. Die Schritte werden mal größer, mal kleiner. Versuchen Sie, auf den **Fuß-ballen** zu tanzen und zwischendurch wieder auf flachem Fuß. Bleiben Sie locker in den Knien, so daß Sie geerdet sind und nicht in Versuchung geraten zu hüpfen.

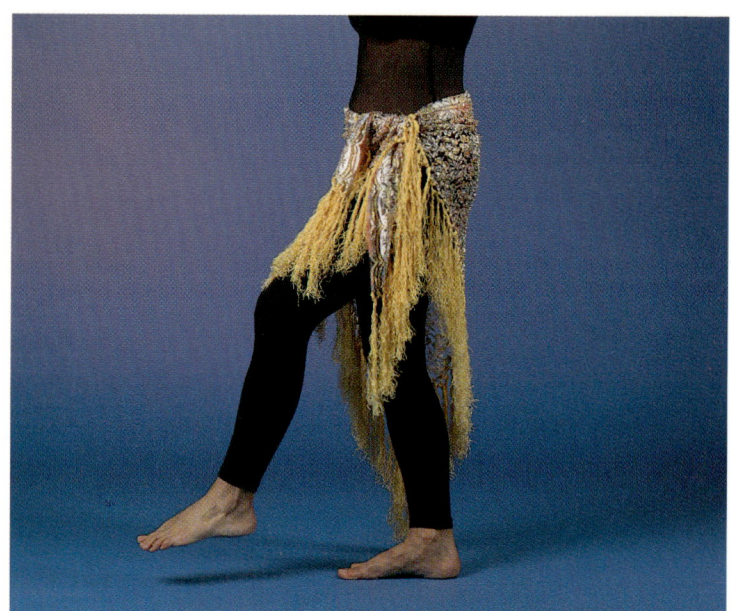

**Wechselschritt: links...**

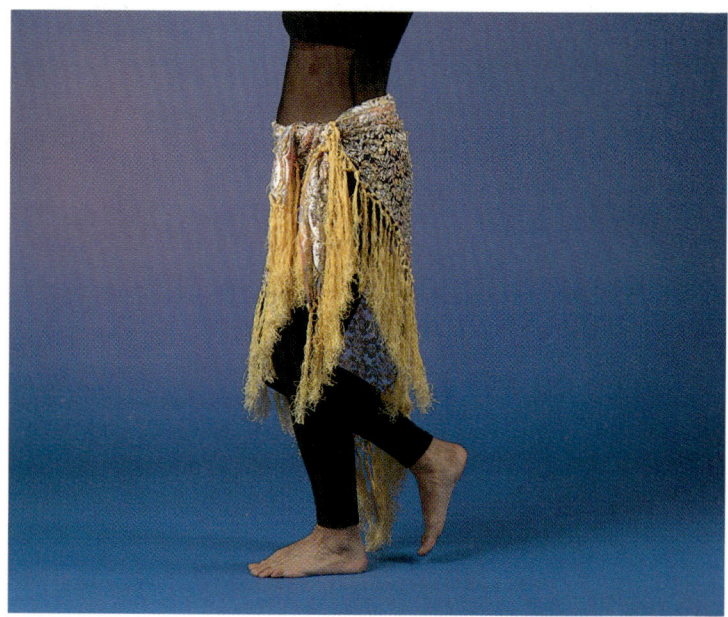

**...rechts...**

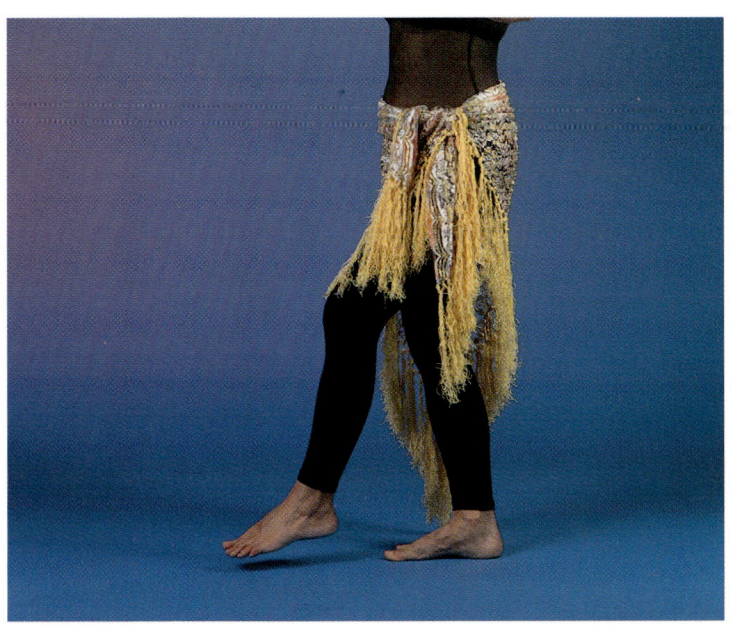

**...links.**

Wenn Sie sicherer geworden sind und sich nicht mehr ausschließlich auf die Schritte konzentrieren müssen, fangen Sie an, die **Hüften** zu betonen. Setzen Sie auf jeden Schritt einen Kick mit der Hüfte. Wenn Sie mit dem linken Fuß beginnen, kicken Sie die Hüfte nach links. Wechseln Sie dann auf den rechten Fuß und kicken Sie die Hüfte nach rechts.

| Zählen Sie: | rechter Fuß/Hüftkick | linker Fuß |
| --- | --- | --- |
| | rechter Fuß | Pause |
| | linker Fuß/Hüftkick | rechter Fuß |
| | linker Fuß | Pause |

Sie können dabei die **Arme** seitlich des Körpers gleichzeitig von den Hüften aus in Schulterhöhe bringen und weiter gestreckt über den Kopf führen. Lassen Sie die gestreckten Arme vor dem Kopf und der Brust sinken, wobei sie sich leicht überkreuzen, um dann wieder seitlich der Hüften anzukommen. Da der Wechselschritt auf 4 gezählt wird, ist auch die Armhaltung auf 4 zu zählen.

Es ist nicht einfach, die Arme im **Rhythmus** zu bewegen. Nicht verzweifeln, wenn es nicht sofort klappt.

## *Sirtaky*

Der Sirtaky-Schritt hat etwas ungeheuer Beschwingtes. Mit dem bekannteren griechischen Sirtaky-Schritt ist er nur im Ansatz vergleichbar.

*Vorbereitung:* Sie beginnen mit dem rechten Fuß, setzen ihn nach links vorne und kreuzen dabei das linke Bein. Der linke Fuß setzt einen seitlichen Schritt nach links nach – aus der Kreuzung raus. Der rechte Fuß setzt wieder nach links, diesmal hinter das linke Bein, und kreuzt es dadurch. Der linke Fuß setzt wiederum einen Schritt nach links und tippt mit dem Fußballen auf den Boden: Stop! Das Gewicht bleibt auf dem rechten Fuß.
Und jetzt nach rechts: Der linke Fuß wird aus der Stop-Position nach rechts vorne gesetzt und kreuzt das rechte Bein. Nun setzt der rechte nach, darauf kreuzt der linke hinten, der rechte zieht nach, und stop.

| Sprechen Sie laut: | links | rechts | links | Stop |
|---|---|---|---|---|
| oder | vor | Seite | rück | Seite |
| | rechts | links | rechts | Stop |
| | vor | Seite | rück | Seite |

Die Schrittfolge ist damit perfekt, hinzu kommt nun noch eine **Körperdrehung**. Dank der seitlichen Abfolge der Schritte ist es nicht schwer, den Körper mitzudrehen. Beim ersten Schritt drehen Sie sich vollkommen in Laufrichtung, das heißt – wenn wir mit rechts beginnen –, daß der rechte Fuß nach links zeigt, während er den noch in Ausgangsstellung befindlichen linken Fuß kreuzt. Nun drehen Sie sich auf dem rechten Fuß auf der gedachten Lauflinie in die entgegengesetzte Richtung. Dann setzen Sie den linken Fuß neben den rechten bzw. etwas dahinter, gehen mit dem rechten einen weiteren Schritt und tippen mit dem linken den Stop, um den

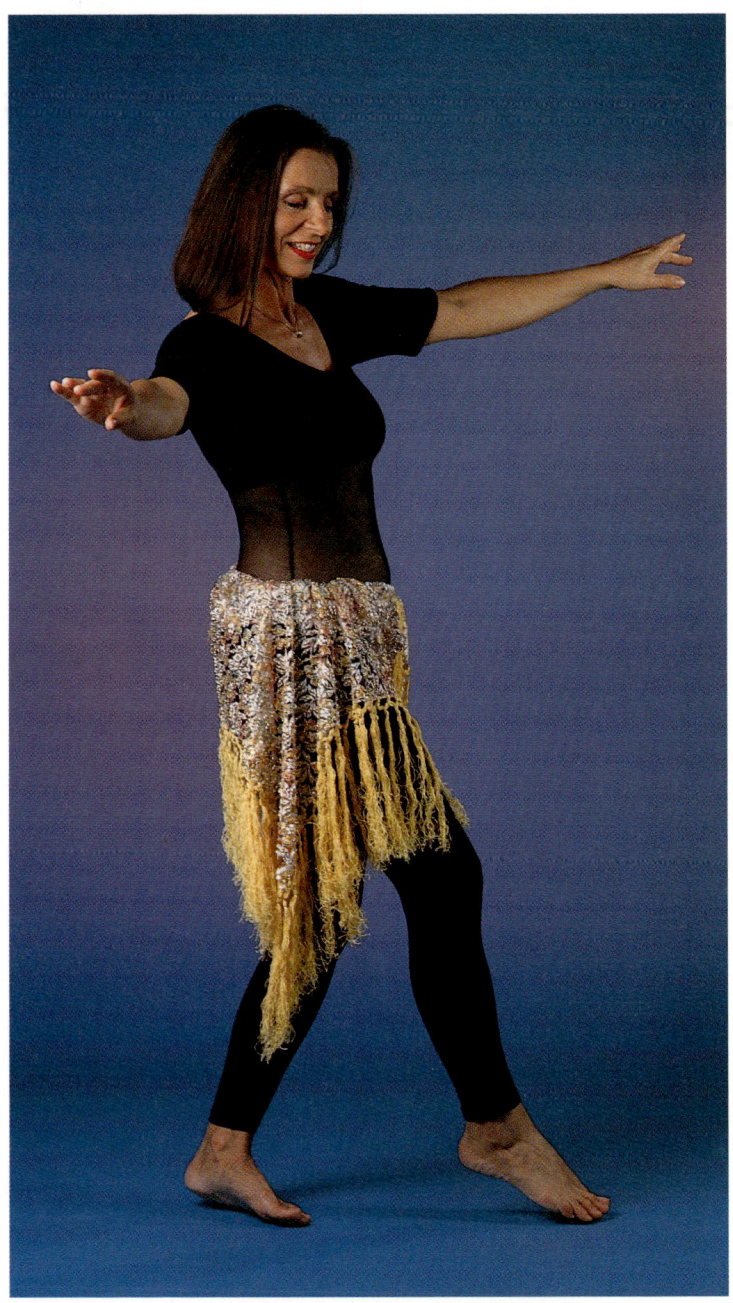

**Den Sirtaky zur linken Seite beginnt man mit rechts.**

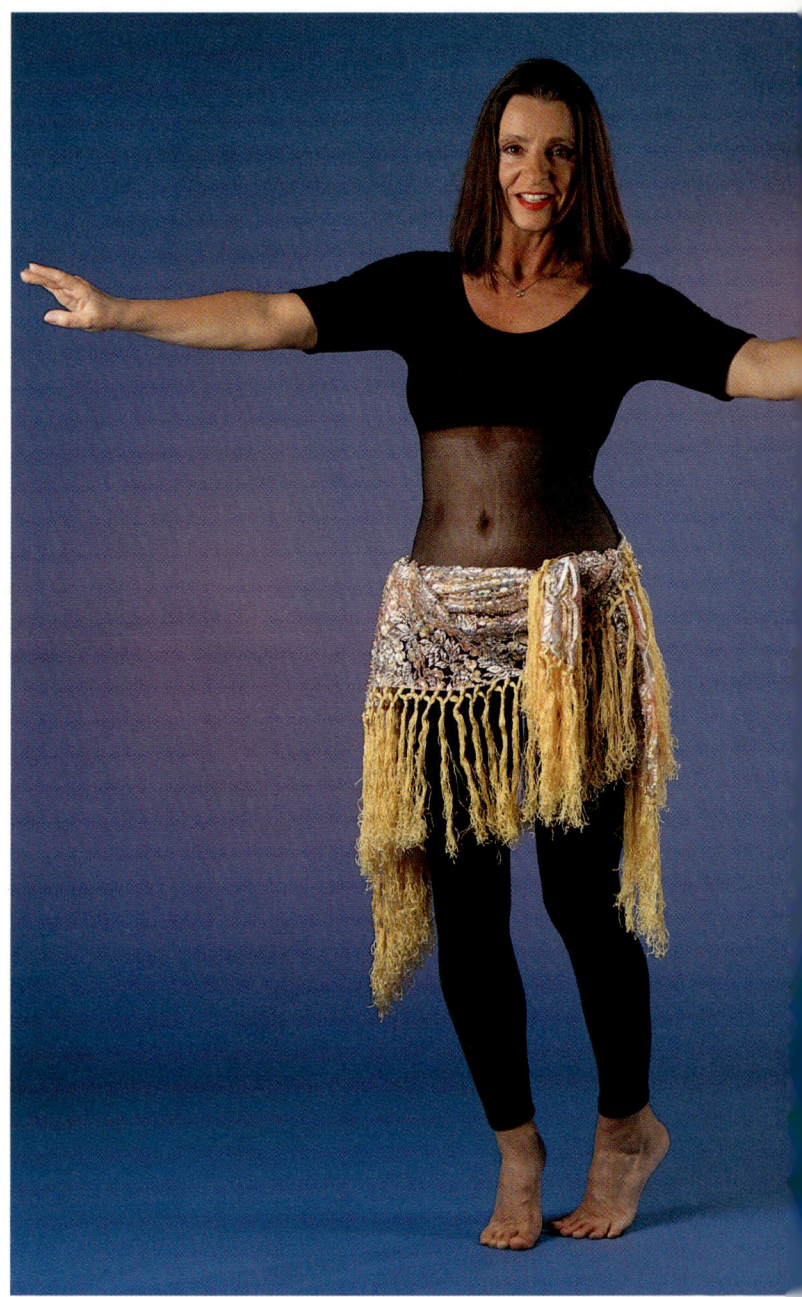

**Sirtaky**

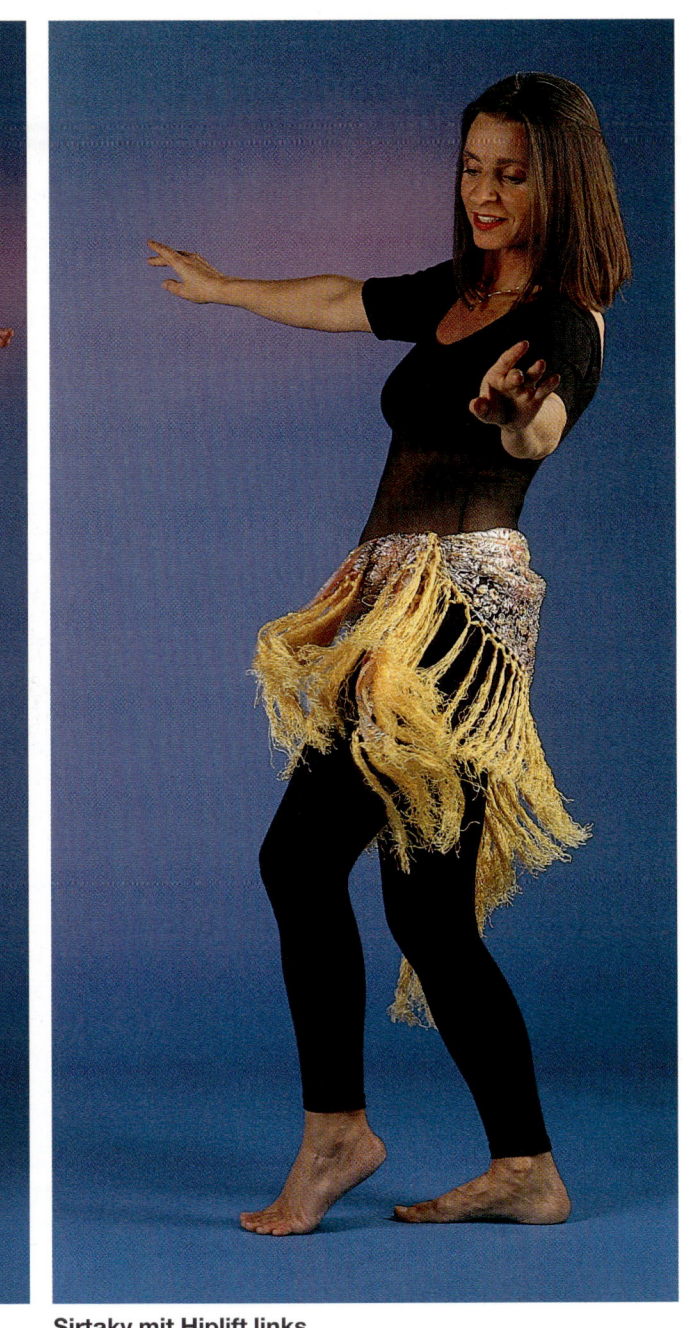

Sirtaky mit Hiplift links

Schritt in entgegengesetzter Richtung fortzusetzen. Sowie Sie den Schritt einigermaßen beherrschen, werden Sie bemerken, daß der Körper automatisch mitschwingt, vorausgesetzt, Sie bleiben in den Knien locker.

Nehmen Sie die ganze Dynamik des Sirtaky in sich auf und fügen Sie schlichte **Armbewegungen** hinzu:

- rechter Fuß vor — Arme seitlich in Schulterhöhe heben
- linker Fuß zur Seite — Arme locker vor der Brust kreuzen
- rechter Fuß zurück — Arme weich öffnen
- linker Fuß zur Seite — rechte Hand seitlich an die Schläfe führen, der linke Arm bleibt seitlich in Schulterhöhe

Führen Sie die Armbewegungen auf der anderen Seite analog aus.

### Kombinationen

Setzen Sie, wenn der letzte Fuß in der Schrittkombination zum Stop aufsetzt, einen **Hiplift**. Die Arme bleiben dabei in der oben beschriebenen Stellung. Sie können natürlich auch einen **Hüftdrop** anfügen oder den Sirtaky mit dem **Wechselschritt** verbinden.

## Zehn Unterrichtseinheiten – ein Jahr

Die zehn Unterrichtseinheiten beschreiben die Grundformen des Tanzes. Zum Erlernen des vorgestellten Figurenrepertoires benötigt man in einer guten Tanzschule ungefähr ein Jahr. Die Bewegungsabläufe sind sehr diffizil. Immer wieder kommen Schülerinnen anderer Tanzrichtungen wie Flamenco, Jazzdance oder auch Ballett, die sich sehr selbstbewußt gleich in die Fortgeschrittenenkurse eingliedern möchten. Dort müssen sie allerdings erkennen, daß der Tanz in Technik und Ausführung doch um einiges schwieriger ist, als sie angenommen haben.

Leider sieht man in der Öffentlichkeit oft Tänzerinnen, die sich in erster Linie durch spärliche Kleidung und ebensowenig Können auszeichnen. Dadurch findet der Tanz oft nicht die Anerkennung, die ihm zusteht.

Man muß wissen, daß es vom Beherrschen der Figuren bis zum Tanz noch ein weiter Weg ist. Die eigentliche Schönheit der Bewegung kann nur wachsen bzw. reifen, wenn man sich und seinem Körper Zeit gibt.

In einem Grundkurs, wie er hier zusammengestellt wurde, kann man natürlich nicht alles benennen, was zum Orientalischen Tanz dazugehört, erwähnt werden soll aber noch das Tanzen mit dem Schleier, das Ver- und Enthüllen, die vielen Möglichkeiten im intimen Zwiegespräch mit ihm. Vom Tanzen mit dem Schleier geht eine besondere Faszination aus. Der Schleier gibt der Tänzerin weitere Gestaltungsmöglichkeiten. Tanz bekommt dadurch eine neue Dimension, die über den Körper hinausreicht und die Sprache des Tanzes erweitert. Der Schleier ist ein Requisit, mit dem man durch die Fülle der Möglichkeiten immens gestalten kann.

**4**

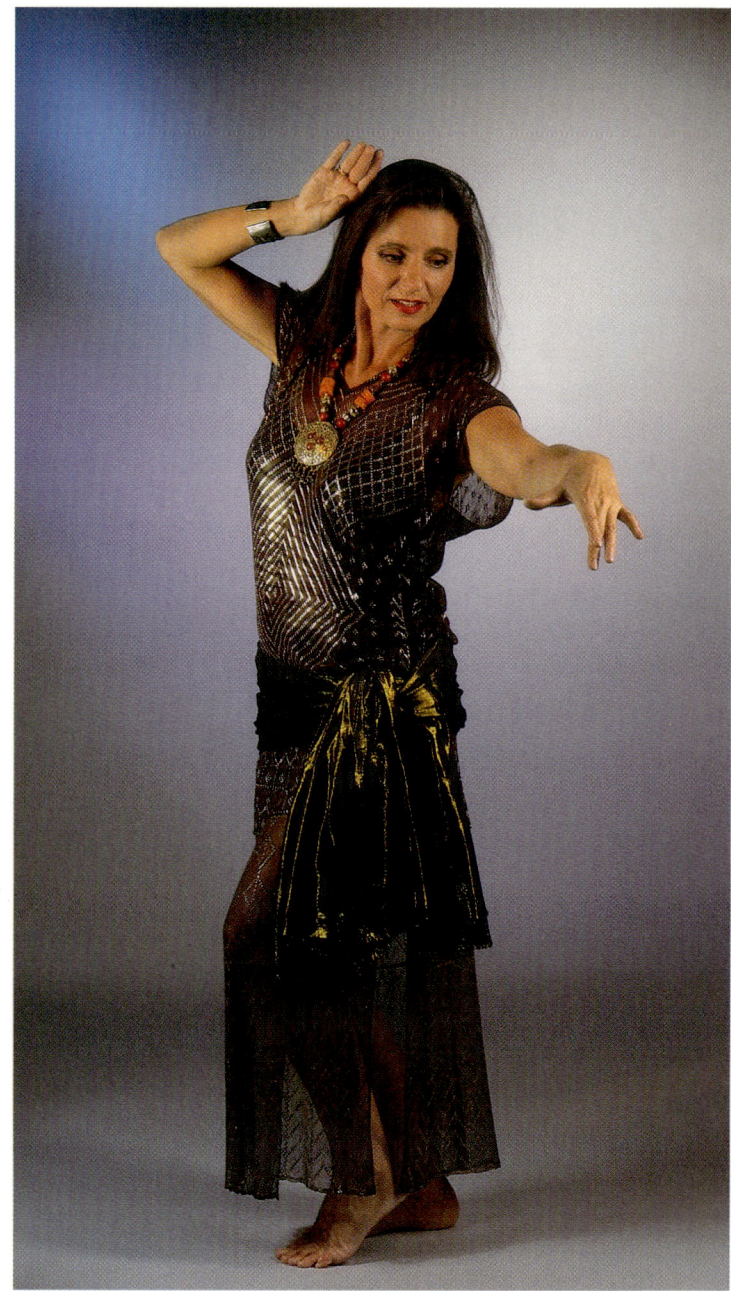

**Baladi-Kleid aus hundert Jahre altem Asiut-Stoff.**

# Kapitel 5
## Die Magie des Tanzes

Die hier zum Abschluß angesprochenen Themen gewinnen bereits nach relativ kurzer Zeit an Bedeutung, wenn man sich mit dem Thema Tanz beschäftigt. Je eher man diese Aspekte miteinbezieht, um so leichter und selbstverständlicher fällt es, den Tanz ganzheitlich zu sehen und dadurch intensiver zu leben.

### Tanz, was ist das?

Irrtümlicherweise wird oft den großen und imposanten Bewegungen die Kraft des Tanzes zugedacht. Schon die einfachste Bewegung kann Tanz sein. Er kann in der kleinsten unauffälligen Bewegung stattfinden. Dann nämlich, wenn sie von innen heraus vollzogen wird. Je intensiver ich in mich hineinhorche und die Bewegung in mir erfühle, desto »bewegter« tritt sie nach außen.

Bewegungen werden durch ehrliche Motivation belebt und aus einem inneren Gefühl heraus getanzt. Die äußere Bewegung wird damit zunächst einmal zweitrangig. Wenn man das begriffen hat, beginnt Tanz aufregend und spannend zu werden.

Das bedeutet natürlich auch, daß ich im Tanz verletzlicher werde. Wenn ich den Mut nicht habe und es nicht zulasse, bleibt der Tanz eine Aneinanderreihung von Figuren, und die Bewegungen bleiben kalt.

Tanzt man nicht aus einem eigenen inneren Impuls und

achtet der Tänzer nur auf seine äußere Erscheinung, dann ist der Spiegel nicht mehr nur ein reines Kontrollinstrument, sondern es besteht die Gefahr, zum Spiegeltänzer zu werden. Das heißt, man gewinnt seine Sicherheit nur aus der Selbstbeobachtung im Spiegel und ist nicht in der Lage, ohne ihn zu tanzen. In dieses Dilemma rutscht man ungewollt oder unbewußt und kommt kaum oder nur sehr schwer wieder heraus.

Der Erfolg des Orientalischen Tanzes in unseren Breitengraden ist ein Phänomen. Viele begeistert vor allem seine Erotik, die ja ein wichtiger Wesensbestandteil desselben ist. Das darf aber nicht so weit führen, daß »Kleinigkeiten«, spontane und in gewissem Sinne individuelle Gesten zu Figuren erhoben werden, die sozusagen standardmäßig weitergegeben werden. So kann ein bestimmtes Augenaufschlagen oder Haarezurückwerfen, unreflektiert übernommen, als eigentlich fremde Geste zum Stereotyp werden.

### Ausstrahlung, was ist das?

Ausstrahlung ist das Strahlen der Persönlichkeit nach außen, die reine Energie, die aus dem tiefsten Herzen, aus der Mitte des Menschen kommt. Um Ausstrahlung zu gewinnen, muß ich mir jeden noch so kleinen Teil meines Körpers bewußtmachen.

> Jede noch so kleine Bewegung lebt nur durch die Achtsamkeit, die ich ihr schenke. Sie findet im Körper statt, bevor sie außen zu sehen ist.

Eine Bewegung entsteht mit dem Wunsch, sie ausführen und sichtbar machen zu wollen, und endet erst, wenn ich die neue schon begonnen habe. Das heißt, der kleine Zwischenraum zwischen zwei Figuren ist wie eine eigene Figur. Man muß sich einmal ausschließlich auf diesen Zwischenraum konzentrieren, ihm Intensität verleihen und ihn bewußt in die übrigen Abläufe integrieren, so daß er zu einer eigenständigen Figur wird. Schenken wir dieser Figur unsere ganze Aufmerksamkeit! Das schließt die richtige Atmung mit ein.

Erst wenn ich all diese Abläufe sehr bewußt erfahre und sie belebe, beginnen mein Körper und die Figuren zu pulsieren und Ausstrahlung zu bekommen – letztendlich meine persönliche Ausstrahlung!

## *Was sind Pausen?*

Sind Pausen Momente der Leere – in denen nichts geschieht? Oder Momente des Ausruhens? Im Gegenteil! Pausen sind wichtige Akzente, die einen Tanz außerordentlich beleben können.

Pausen oder Breaks sind Akzente, die die intensive Zwiesprache mit dem Zuschauer ermöglichen. Es ist die Pause nach einer bereits mit Intensität vollzogenen Bewegung, auf die eine weitere folgt.

In diesem Augenblick bündele ich Spannung und Energie und beziehe den Zuschauer magisch in meinen Tanz mit ein, um ihn danach fast explosionsartig oder auch ganz ruhig wieder zu entlassen.

Es ist eine besondere Art der Akzentuierung, auch um den Tanz nicht zu überladen, das Auge nicht zu überlasten. Die Tänzerin hat die Macht, das Publikum in einem energetischen Spannungsmoment zu bannen und wieder zu befreien. Das erfordert Augenmerk auf die kleinste innere, nach außen gelenkte Bewegung, die in die Pause einfließt und ausläuft.

Der Break ist ein Mittel zur Intensivierung einer Bewegungskomposition: stark betont oder nur für Bruchteile von Sekunden wie ein Windhauch spürbar, bietet die Pause als farb- und rhythmusdifferenzierendes Stilmittel mannigfaltige Möglichkeiten zur künstlerischen Gestaltung.

# Anhang

## Quellenverzeichnis

Buonaventura, Wendy: Die Schlange
    vom Nil, Rogner & Bernhard,
    Hamburg 1990.
Jodjana, Raden Ayou: A Book of Self
    ReEducation, L.N.
    Fowler & Co.Ltd., o.O., o. J.
Karkutli, Dietlinde: Das Bauchtanz-
    Buch, rororo, Hamburg 1983.
Stangl, Marie Luise: Die Welt der
    Chakren, Econ, Düsseldorf 1984.

## Literaturempfehlungen

Einen hervorragenden historischen
Überblick und ausgiebige Recherche
bietet Wendy Buonaventura: Die
Schlange vom Nil. Frauen und Tanz
im Orient, Rogner & Bernhard,
Hamburg 1990.

Wendy Buonaventura: Bauchtanz. Die
Schlange und die Sphinx, Frauen-
buchverlag, München 1984.

Dietlinde Karkuttli: Das Bauchtanz-
Buch, rororo, Hamburg 1983.

Ein ebenfalls empfehlenswertes
Übungsbuch ist:
Monika Kaiblinger-Ickert und Ludmilla
Schuhbauer: Bauchtanz. Harmonie
und Lebensfreude, Gräfe und Unzer
Verlag 1996, zu dem es eine Musik-
kassette gibt.

## Zeitschriften

Orient Magazin
An der Fliehburg 59, 51109 Köln

Halima, Rebhuhnweg 3, 90547 Stein

Tanz Oriental
Eibacher Hauptstr. 6, 90451 Nürnberg

## Adressen

Für Informationen aller Art:
Bundesverband für
Orientalischen Tanz e.V.
Sigrid Brenner
Steinbachweg 2
69118 Heidelberg

## Register

Dank den hervorragenden Tänzerinnen Monika Kaiblinger-Ickert und Ludmilla Schuhbauer für den Anstoß und die Ermunterung zu diesem Buch. Meinen Lehrern Frau Hella Schmid-Neuhaus und Herrn Dr. Peter Erlenwein herzlichen Dank für die ganzheitliche Tanzarbeit.

# GESÜNDER
# LEBEN

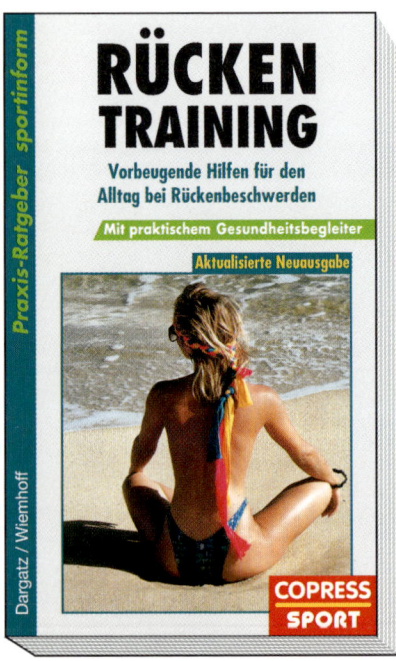
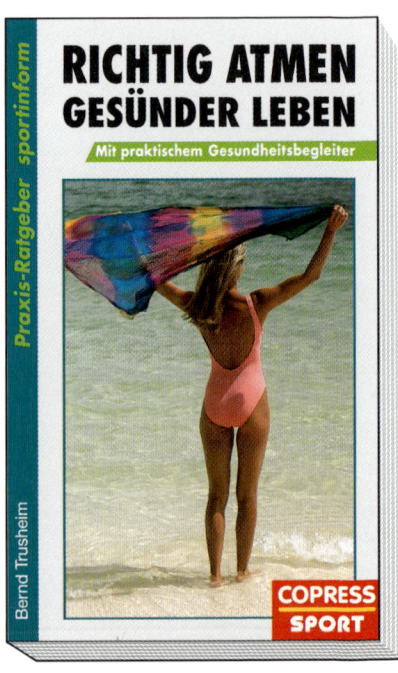
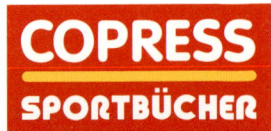

# BAUCHTANZ

## Für Körper, Geist und Seele

Die weiblichen weichen und akzentuierten Bewegungen des Orientalischen (Bauch-)Tanzes weisen den Weg zurück zu einer natürlichen Einstellung gegenüber unserem heutzutage in gewisser Weise wenig respektierten und verstandenen eigenen Körper. Wir bekommen die Chance, ihn neu und anders wahrzunehmen, und entdecken auf diesem Weg auch unsere Feminität wieder, zu der wir den Kontakt möglicherweise verloren haben.

Auch der gesundheitliche Aspekt des Tanzes – zum Beispiel als Korrektiv bei Fehlhaltungen – spielt in dem vorliegenden Praxis-Ratgeber eine wichtige Rolle, der in zehn Unterrichtseinheiten die Grundbewegungen und Figuren des Tanzes ausführlich beschreibt.

Der zusätzlich beigefügte, herausnehmbare Trainingsbegleiter lehrt Anfänger und Fortgeschrittene die Figuren zu kombinieren und einen eigenen Tanz zu konzipieren.

Mit vielen farbigen Fotos.

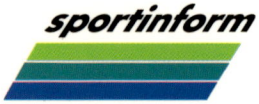

## Ein sportinform Praxis-Ratgeber

Für die Hülle wurde eine recyclingfähige Weichfolie verwendet.

ISBN 3-7679-0605-8
DM 29,80 / ÖS 218,-- / sFr 29,80

02980

9 783767 906051

# BAUCHTANZ

## Für Körper, Geist und Seele

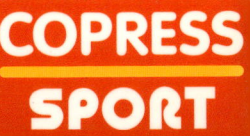

# Wie lerne ich Kombinieren?

Nun stellt sich die Frage, wie geht es weiter, wenn ich diesen Grundkurs durchgearbeitet habe? Oder, wie übe ich als Fortgeschrittene?

Eine Grundregel: Lassen Sie die Bewegungen nie zur Routine werden. Routine bedeutet in diesem Fall, daß die Figuren vielleicht technisch einwandfrei sind, aber keinen Ausdruck besitzen. Beim Wiederholen der Figuren tritt über kurz oder lang die Langeweile ein – für Tänzerin und Zuschauer gleichermaßen.

Tanz sollte von innen heraus kommen, das heißt jede noch so einfache Figur soll im Augenblick neu entdeckt und erlebt werden.

Um die erlernten Figuren miteinander zu kombinieren, legen wir drei **Figurengruppen** fest: Figuren für langsame, für mittlere und für schnelle Tempi. Wählen Sie eine Figurengruppe und legen Sie die passende Musik auf. Es ist von Vorteil, sich vor dem Tanzen ausgiebig mit der Musik zu befassen. Üben Sie möglichst zwei bis drei Figuren hintereinander. So kann sich schneller ein Gefühl dafür entwickeln, welche Figuren zusammenhängen. Üben Sie diese sehr oft hintereinander und ohne viel nachzudenken, indem Sie es Ihrem Gefühl überlassen, die Bewegungsabläufe zu verbinden. Sie werden sehen, daß sich ein gewisses Empfinden dafür einstellt, welche Figuren wie zusammenpassen. Üben Sie die verschiedenen Armhaltungen zunächst allein. Beziehen Sie sie dann immer stärker mit ein.

1

# Figurenkombinationen für mittleres Tempo

Achten Sie bei diesem Tempo auf ruhige Hände und denken Sie an die Grundhaltung.

## 1. Kombination

1. rechts Vor-Schritt-Rück Hiplift
   links Vor-Schritt-Rück Hiplift
   rechts Vor-Schritt-Rück Hiplift
   links Vor-Schritt-Rück Hiplift

   Arme: Grundhaltung 2/3

2. 4 Schritte mit Seit-Hüftkicks abwechselnd rechts und links vor
   4 Schritte mit Seit-Hüftkicks abwechselnd rechts und links zurück

   Arme: Grundhaltung 1 oder 2/3, anschließend eventuell 2. Möglichkeit der fließenden Arme

3. 2 kurze Seit-Hüftkicks rechts
   2 kurze Seit-Hüftkicks links
   2 kurze Seit-Hüftkicks rechts
   2 kurze Seit-Hüftkicks links

   Arme: Grundhaltung 1

## 2. Kombination

1. rechts Wechselschritt
   links Wechselschritt
   rechts Wechselschritt
   links Wechselschritt

   Arme: aus Grundhaltung 1 in 2/3, anschließend eventuell 2. Möglichkeit der fließenden Arme

2

2. 4× rechts Hiplift + Schritt + links Hiplift

   Arme: Grundhaltung 2/3, anschließend eventuell 2. Möglichkeit der fließenden Arme

3. rechts Seit-Hüftkick
   links Seit-Hüftkick
   rechts Seit-Hüftkick
   links Seit-Hüftkick
   rechts Seit-Hüftkick
   links Seit-Hüftkick
   rechts Seit-Hüftkick
   links Seit-Hüftkick

   Arme: Grundhaltung 1

4. 4 Schritte mit Seit-Hüftkicks vor, rechts beginnen
   4 Schritte mit Seit-Hüftkicks zurück, rechts beginnen

   Arme: Grundhaltung 1 oder 2/3, anschließend eventuell 2. oder 4. Möglichkeit der fließenden Arme

## 3. Kombination

1. rechts Vor-Schritt-Rück Hiplift
                       links Vor-Schritt-Rück Hiplift
   rechts Vor-Schritt-Rück Hiplift
                       links Vor-Schritt-Rück Hiplift

   Arme: Grundhaltung 2/3

2. Drehung rechts mit Hiplift
   Drehung links mit Hiplift

   Arme: Grundhaltung 2

3. rechts 3× Hüftdrop + Schritt
   links 3× Hüftdrop + Schritt

   Arme: Grundhaltung 1 bis 4

## 4. Kombination

1. 3× rechts Hüftdrop + großen Schritt vor
   3× links Hüftdrop + großen Schritt vor

   Arme: Grundhaltung 1 bis 4

2. links Sirtaky + Hiplift
   rechts Sirtaky + Hiplift

   Arme: Sirtaky

3. rechts Vor-Schritt-Rück Hüftdrop
   links Vor-Schritt-Rück Hüftdrop

   Arme: Grundhaltung 2/3

4. 4× rechts, links abwechselnd Seit-Hüftkicks
   (siehe 3. Figur der 2. Kombination)

   Arme: Grundhaltung 1 bis 3


## 5. Kombination

1. rechts Drop, Drop + großen Schritt vor, Pause
   links Drop, Drop + großen Schritt vor, Pause

   Arme: Grundhaltung 2/3

2. 4× rechts, links abwechselnd Seit-Hüftkicks zurück

   Arme: Grundhaltung 1 bis 3

3. rechts Drehung, letzter Schritt ist eine Pause,
   anschließend 4× links Hüftdrop
   links Drehung, letzter Schritt ist eine Pause,
   anschließend 4× rechts Hüftdrop

   Arme bei Drehung: Grundhaltung 2, Arme bei Drops:
   Grundhaltung 2 bis 4

4. rechts Drop, Drop + großer Schritt zurück
links Drop, Drop + großer Schritt zurück

Arme: Grundhaltung 2/3

## 6. Kombination (etwas schwieriger)

1. rechts Vor-Schritt-Rück-Schritt
rechts 3 Hüftdrops + Schritt, wobei die Hüfte vor, zur
Seite und zurückgesetzt wird, d. h. rechte Hüfte und
rechten Fuß auf dem Ballen mit einer Hüftdrehung so weit
es geht nach vorne, zur Seite bzw. nach hinten setzen
(Pause nach dem letzten Hüftdrop)
links Vor-Schritt-Rück-Schritt
links 3 Hüftdrops + Schritt, wobei die Hüfte vor, zur
Seite und zurück gesetzt wird, d. h. linke Hüfte und
linken Fuß auf dem Ballen mit einer Hüftdrehung so weit
es geht nach vorne, zur Seite bzw. nach hinten setzen

Arme beim Vor-Schritt-Rück-Schritt: Grundhaltung 2,
Arme bei Drops: Grundhaltung 2 oder 3

2. Hiplift rechts Schritt links Hiplift
Hiplift links Schritt rechts Hiplift
Hiplift rechts Schritt links Hiplift
Hiplift links Schritt rechts Hiplift
Hiplift rechts Schritt links Hiplift
Hiplift links Schritt rechts Hiplift
Hiplift rechts Schritt links Hiplift
Hiplift links Schritt rechts Hiplift

Arme: Grundhaltung 2/3

3. 4× rechts, links abwechselnd  Seit-Hüftkicks

Arme: Grundhaltung 1/2

4. 4× rechts, links abwechselnd 2 kurze Seithüftkicks im
Gehen (3. Figur der 1. Kombination in Fortbewegung)

Arme: Grundhaltung 1/2

# Figurenkombinationen für langsames Tempo

Sie können hier Armhaltungen mit fließenden Händen sowie auch fließende Arme benutzen. Die Grundhaltung nicht vergessen!

## 1. Kombination

1. 4× Figur Acht vorwärts

   Arme: Grundhaltung 1 bis 3

2. 2× rechts einseitiger Hüftkreis
   2× links einseitiger Hüftkreis

   Arme: Grundhaltung 3 und 4 eventuell mit fließenden Händen, eventuell 2. oder 4. Möglichkeit der fließenden Arme

3. 2 halbe Beckenkreise vorwärts

   Arme: Grundhaltung 1, 2, 3 eventuell mit fließenden Händen

4. 2× Figur Acht rückwärts

   Arme: Grundhaltung 1, 2, 3 eventuell 2. und 4. Möglichkeit der fließenden Arme

## 2. Kombination

1. 2× rechts einseitiger Hüftkreis
   2× links einseitiger Hüftkreis

   Arme: Grundhaltung 4 eventuell mit fließenden Händen

2. 2× ganzer Beckenkreis groß

   Arme: Grundhaltung 1, 2 und 4. Möglichkeit der fließenden Arme

3. 4× Hüftschleife

Arme: Grundhaltung 1 bis 3 und 2. und 4. Möglichkeit der
fließenden Arme

4. 2× rechts einseitiger Hüftkreis
2× links einseitiger Hüftkreis

Arme: Grundhaltung 1 bis 4 eventuell mit fließenden Händen sowie 2. und 4. Möglichkeit der fließenden Arme

## 3. Kombination

1. 4× Hüftschleife

Arme: Grundhaltung 1 bis 3 sowie 2. und 4. Möglichkeit
der fließenden Arme

2. 4× Brustkreis

Arme: Grundhaltung 2 und zum Beispiel 4. Möglichkeit der
fließenden Arme

3. 2× links einseitiger Hüftkreis
2× rechts einseitiger Hüftkreis

Arme: Grundhaltung 1 bis 4 eventuell mit fließenden Händen sowie 2. und 4. Möglichkeit der fließenden Arme

4. 4× Figur Acht vorwärts

Arme: Grundhaltung 1 bis 3 und 2. und 4. Möglichkeit der
fließenden Arme

## 4. Kombination

1. 4× Figur Acht vorwärts

Arme: Grundhaltung 1 bis 3 sowie 2. und 4. Möglichkeit
der fließenden Arme

2. 4 × Brustkreis

Arme: Grundhaltung 2 und 4. Möglichkeit der fließenden Arme

3. 4 × Hüftschleife

Arme: Grundhaltung 1 bis 3 und 2. und 4. Möglichkeit der fließenden Arme

4. 4 × Beckenwelle

Arme: Grundhaltung 1, 4 sowie 2. und 4. Möglichkeit der fließenden Arme

## 5. Kombination

1. 2 × halber Beckenkreis

Arme: Grundhaltung 1, 2

2. 2 × ganzer Beckenkreis

Arme: Grundhaltung 1, 2 sowie 2. und 4. Möglichkeit der fließenden Arme

3. 4 × Hüftschleife

Arme: Grundhaltung 1 bis 3 sowie 2. und 4. Möglichkeit der fließenden Arme

4. 2 × Brustkreis

Arme: Grundhaltung 2 und 4. Möglichkeit der fließenden Arme

## 6. Kombination

1. 4 × Figur Acht rückwärts

Arme: Grundhaltung 1 bis 3 sowie 2. und 4. Möglichkeit der fließenden Arme

2. 4× Brustkreis

Arme: Grundhaltung 2 und 4. Möglichkeit der fließenden Arme

3. 4× Beckenwelle

Arme: Grundhaltung 1, 3 sowie 2. und 4. Möglichkeit der fließenden Arme

4. 2× je einseitiger Hüftkreis

Arme: Grundhaltung 1 bis 4 sowie 2. und 4. Möglichkeit der fließenden Arme

## 7. Kombination

1. 4× Figur Acht vorwärts

Arme: Grundhaltung 1 bis 3 und 2. und 4. Möglichkeit der fließenden Arme

2. 2× je einseitiger Hüftkreis

Arme: Grundhaltung 2 bis 4 sowie 2. und 4. Möglichkeit der fließenden Arme

3. 4 ganze Beckenkreise unterschiedlicher Größe

Arme: Grundhaltung 1, 2

4. 4× Figur Acht rückwärts

Arme: Grundhaltung 1 bis 3 sowie 2. und 4. Möglichkeit der fließenden Arme

# Figurenkombinationen für schnelles Tempo

Hüft- und Brustshimmys sind in Figurenkombinationen schwer zu beschreiben. Hören Sie sich gut in die Trommelmusik hinein. Sie kann auf 4 oder auf 8 gezählt werden. Innerhalb dieser acht Takte können Sie variieren und Hüft- und Brustshimmys und sogar Hüftakzente oder Brustakzente setzen.

## Kombinationen

1  2  3  4  5  6  7  8
Hüftshimmys

1  2  3  4  5  6  7  8
Brustshimmys

1  2  3  4  5  6  7  8
Hüftshimmys              Brustshimmys

1  2  3  4  5  6  7  8
Hüftshimmys                        Brustshimmys

1  2  3  4  5  6  7  8
Seit-Hüftkicks (schnell)           Brustshimmys

1  2  3  4  5  6  7  8
Hüftshimmys                        Seit-Hüftkicks

# Wie lerne ich einen Tanz zu konzipieren?

Das Kombinieren ist für sehr viele Schülerinnen, auch noch für weiter und weit Fortgeschrittene, eine große Schwierigkeit. Fast jede kennt die Leere im Kopf, wenn man zu einem Stück spontan frei tanzen will. Man klammert sich dann an die gelernten Choreographien, die natürlich nicht richtig passen. Man kriegt gerade noch zwei Figuren zusammen, und die auch noch recht derangiert.

Dabei ist es gar nicht so schwer, selber zu choreographieren! Es gibt ein geradezu einfaches **System** dafür:

**1. Schritt**

Suchen Sie sich zwei oder drei Ihrer Lieblingsfiguren heraus und schreiben Sie sie auf ein großes Blatt Papier. Diese Figuren fallen Ihnen leicht, und das gibt Ihnen Sicherheit. Tanzen Sie diese immer wieder zusammenhängend und verändern Sie nur die Reihenfolge. Füllen Sie damit ein ganzes Musikstück aus.

**2. Schritt**

Entscheidend ist, daß Sie diese drei Figuren nicht einfach nur abtanzen, sondern mit Leben, das heißt mit Gefühlen, wie zum Beispiel Hingabe, Zärtlichkeit, Agression, Offensivität usw., füllen. Dadurch verändern sich diese Figuren in der Ausführung.

11

Variieren Sie jetzt noch zusätzlich: zum Beispiel mal größer, mal kleiner werden, mal mehr in die Knie und mal auf den Fußballen gehen etc. Denken Sie an Ihre Ausstrahlung.

## 3. Schritt

Schließlich nehmen Sie eine weitere Figur, die Sie vielleicht nicht so sehr mögen, hinzu. Mit ihr ergänzen Sie die drei bereits vorhandenen Figuren. Sie werden merken, daß die hinzugenommene zunehmend besser wird. Schreiben Sie sie mit auf Ihr Papier, das heißt, zeichnen Sie sie wie in ein Bild in Ihren Tanz hinein. Nun sind es bereits vier Figuren. Nach einer Weile nehmen Sie eine fünfte hinzu. Es muß ebenfalls keine favorisierte sein. Immer sorgfältig vorgehen und sich Zeit lassen! Es kann Wochen oder gar Monate dauern.

Vielleicht sehen Sie jetzt schon, daß sich eine ungeheure Fülle von Möglichkeiten auftut, in denen Routine und Abtanzen keinen Platz mehr haben.
Außerdem: Auch Sie haben sicherlich besondere Eigenheiten beim Tanzen an sich wahrgenommen, etwas ganz Persönliches, was Sie sehr an sich mögen. Andernfalls achten Sie jetzt einmal darauf! Es kann zum Beispiel eine ganz kleine Geste mit der Hand sein oder eine spezielle Bewegung mit der Hüfte. Wie auch immer, fügen Sie es immer mal wieder in Ihre Figuren mit ein. Es prägt Ihren persönlichen Stil und Charme.

Kompliziertere Musikstücke, wie zum Beispiel Auftrittsstücke, die vielfältiger in den Tempi sind, haben ihre eigenen Gesetze. Man muß sehr genau hinhören. Dabei kommt es immer darauf an, daß ein Tanz einen Anfang, eine Mitte und ein Ende hat und man Spannungsmomente und Höhepunkte setzt. Letztendlich wird Ihnen der empfohlene Aufbau von Figurenkombinationen helfen und Sie sicherer machen.